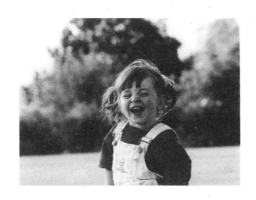

HOMEOPATIA
para crianças

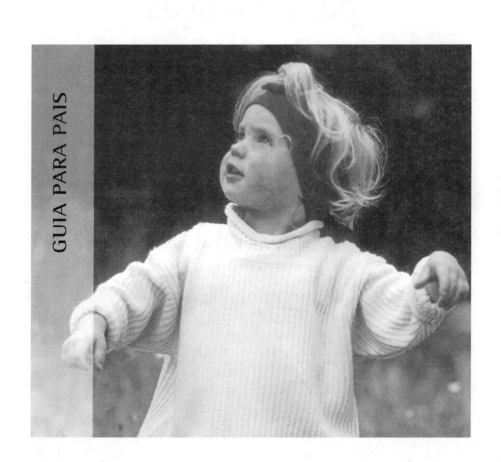

GUIA PARA PAIS

Dra. Monika Weber

HOMEOPATIA
para crianças

Tradução
RENATE MOLZ

Revisão
CLAUDIO MOLZ

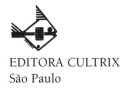

EDITORA CULTRIX
São Paulo

Título do original: *Sanfte Hilfe für Kinder — Homöopathie.*

Copyright © 1998 Falken Verlag, Niedernhausen, parte da Verlagsgruppe Bertelsmann, Munique.

Todos os direitos reservados. Nenhuma parte deste livro pode ser reproduzida ou usada de qualquer forma ou por qualquer meio, eletrônico ou mecânico, inclusive fotocópias, gravações ou sistema de armazenamento em banco de dados, sem permissão por escrito, exceto nos casos de trechos curtos citados em resenhas críticas ou artigos de revistas.

O primeiro número à esquerda indica a edição, ou reedição, desta obra. A primeira dezena à direita indica o ano em que esta edição, ou reedição, foi publicada.

Edição	Ano
1-2-3-4-5-6-7-8-9-10	04-05-06-07-08-09-10

Direitos de tradução para o Brasil
adquiridos com exclusividade pela
EDITORA PENSAMENTO-CULTRIX LTDA.
Rua Dr. Mário Vicente, 368 — 04270-000 — São Paulo, SP
Fone: 6166-9000 — Fax: 6166-9008
E-mail: pensamento@cultrix.com.br
http://www.pensamento-cultrix.com.br
que se reserva a propriedade literária desta tradução.

Impresso em nossas oficinas gráficas.

Sumário

Introdução	8
Por que a homeopatia?	8
O que é a homeopatia?	9
Remédios homeopáticos	12
O que é doença?	13
A força de cura da febre	15
Os limites da automedicação	15
A terapia constitucional	16
Como tratar o meu filho com remédios homeopáticos?	19
Como encontrar o remédio adequado?	20
Histórico da doença (anamnese)	20
Sintomas e modalidades	21
Avaliação	21
Como fazer o tratamento com remédios homeopáticos?	22
Potência	22
Modo de usar e posologia	23
Dosagem	23
Reações	25
Dosagem excessiva	25
Modo de tomar	26
Reações por interferência	26
Como cuidar do meu filho doente?	27
Repouso e dedicação	27
Reconvalescença	28
Alimentação	29
Três vezes "a": aquecimento, aplicação de compressas, água	30

HOMEOPATIA PARA CRIANÇAS

Como reconhecer e tratar determinadas doenças 37

Enfermidades específicas dos recém-nascidos 38
Conseqüências do parto 38
Conseqüências da anestesia 39
Lesões dos nervos 39
Calombo na cabeça 39
Edemas no rosto 39
Hidrocele 40
Inchação das glândulas mamárias 40
Incapacidade de assimilar o leite materno 40
Icterícia do recém-nascido 41
Estenose do canal lacrimal 41

Enfermidades específicas de lactentes 42
Rinite (coriza) do lactente 42
Dermatite de fraldas (assadura) 43
Fungo de fraldas (sapinho) 44
"Cólicas dos três meses" 45
Dentição 46
Crianças que regurgitam muito 46

Doenças infecciosas e distúrbios digestivos 48
Infecção gripal com febre 48
Infecção das vias respiratórias 53
Enfermidades dos olhos 67
Sistema digestivo 68

Doenças típicas da infância 82
Doenças causadas por vírus 82
Doenças de origem bacteriana 95
Quadro sinóptico das doenças da infância 100
Prevenção 102

Distúrbios do sono e do crescimento, doenças crônicas ... 103
Distúrbios do sono 103
Distúrbios do crescimento 105
Doenças crônicas 105

SUMÁRIO

Acidentes.. 106
Ferimentos lacerados, hemorragias...................... 110
Queimaduras e escaldaduras............................... 111
Queimaduras de sol e insolação 113
Picadas e ferroadas de insetos, mordidas de aranhas,
carrapatos e ácaros... 113
Intoxicação; queimadura por substância cáustica 116
Engolir algo ou engasgar-se 117

Emergências 118
Choque... 118
Inconsciência 119

A farmácia caseira e o estojo de emergência
para viagens 119
Viajando com crianças — enjôo de viagem.............. 120
Relação de remédios básicos para o lar e as viagens........... 121

Índice de remédios... 122

Anexo 140
Glossário 141
Bibliografia... 143

Introdução

Por que a homeopatia?

O seu filho adoece justamente quando o pediatra não está disponível? Você prefere não ligar para o médico por causa de um pequeno problema qualquer? Gostaria de curar o seu filho com remédios naturais em vez de "dar-lhe uma batelada de produtos químicos"? Nesse caso, o que você gostaria é de ter à mão um guia para ajudá-la a reconhecer uma doença com facilidade, além de lhe dar "dicas" de como tratar do seu filho com toda a responsabilidade.

Neste livro, você aprenderá como ajudar o seu filho com um método de cura natural, comprovado por bons resultados no decorrer dos últimos duzentos anos. Neste método, os sintomas da doença não são abafados, tampouco o corpo enfrenta obstáculos no seu processo de autocura. Pelo contrário, o corpo é auxiliado em sua auto-regulação, conseguindo, por sua própria força, vencer melhor a doença. Por isso, a criança que superou uma doença tratada homeopaticamente, sairá dela fortalecida, tornando-se cada vez menos suscetível.

Entretanto, no tratamento convencional, pela medicina ortodoxa, muitas vezes acontece exatamente o contrário: se for tratada sempre com antibióticos, a criança acabará adoecendo cada vez mais e terá de ser tratada mais freqüentemente com antibióticos. Além disso, poderão surgir efeitos colaterais.

No entanto, com os remédios e as potências descritas a seguir, a homeopatia é completamente livre de efeitos colaterais, mesmo que você não encontre logo o medicamento apropriado. Se isso acontecer, apenas não haverá melhora. No caso de crianças, é relativamente fácil encontrar o remédio adequado, pois elas costumam reagir de forma típica e natural a estímulos externos, como por exemplo a agentes patológicos.

INTRODUÇÃO

Uma vez que você tenha aprendido a observar o seu filho com critério e a responder por conta própria às perguntas sobre as possíveis causas e fatores que desencadearam a doença, e o que faz melhorar ou piorar o estado clínico, você vai acertar cada vez mais no tratamento homeopático.

Você vai constatar que essa terapia tem um efeito colateral positivo: se quiser observar os sintomas com exatidão, vai ter de dedicar-se intensamente a seu filho e aceitá-lo em sua totalidade. Pois o que é determinante não são os graus de febre, mas como a criança reage individualmente a essa enfermidade: no corpo e na alma. E com um medicamento homeopático trata-se a pessoa toda, pois corpo, alma e espírito sempre se influenciam mutuamente. Por isso, por meio da homeopatia também é possível tratar de perturbações que na medicina ortodoxa são de difícil acesso, mas sobrecarregam a família, como por exemplo a insônia.

Essa terapia de medicação homeopática baseia-se num tratamento completo e natural, no qual são tomadas medidas físicas e dietéticas, como o exigiam os grandes médicos da Antigüidade, muito antes de Samuel Hahnemann (1755—1843), o fundador da homeopatia. Além de reforçar o sistema imunológico, esse tratamento integral também conduz à formação de uma personalidade equilibrada.

Entretanto, muitas vezes exige mais esforço. Mas com isso você poderá "poupar" a si mesma e a seu filho de muitas consultas médicas desnecessárias, além de muitos remédios. Porém, mantenha sempre o contato com o pediatra, especialmente quando, pela terapia iniciada por você, ele não apresentar melhora. Siga o conselho dele! O seu filho vai lhe agradecer o esforço e a dedicação com uma saúde completa em corpo, alma e espírito.

O que é a homeopatia?

A homeopatia é um dentre muitos métodos da medicina natural. Muitos medicamentos homeopáticos são obtidos a partir de plantas, mas também de animais e de minerais. Esses medicamentos são fabricados e aplicados de uma forma especial.

Na medicina ortodoxa tenta-se curar por meios opostos, por exemplo, tratando a febre com medicamentos que baixam a febre

HOMEOPATIA PARA CRIANÇAS

(antitérmicos), e inflamações com medicamentos antiinflamatórios. A homeopatia, no entanto, segue o princípio de curar semelhantes por semelhantes: *Similia similibus curentur.*

Assim, um paciente que sofre de náuseas é tratado com um medicamento que numa pessoa sadia provocaria náuseas.

Essa idéia é muito antiga. Já Hipócrates (460—377a.C.) a defendia. Tornou-se, porém, uma terapêutica somente há cerca de duzentos anos, por iniciativa do médico alemão Samuel Hahnemann. Hahnemann pesquisou sistematicamente inúmeras plantas que curam e também outras substâncias naturais, testando o seu efeito em pessoas sadias. Os sintomas produzidos dessa maneira eram anotados meticulosamente e constituem o quadro medicamentoso dessa substância. Quando o quadro medicamentoso de uma substância coincidia o mais exatamente possível com o quadro sintomático, Hahnemann conseguia curar com ele a enfermidade.

Para impedir uma piora inicial, provocada pela toxicidade do medicamento, Hahnemann diluía esse medicamento passo a passo, de forma cada vez mais acentuada e — isso foi de fato a parte genial e revolucionária — sacudia o medicamento diluído longa e fortemente após cada nova diluição. Para o seu próprio espanto, por meio dessa sucussão, ou dinamização, ocorria um notável aumento da eficácia do remédio. Esse efeito aumentava à medida que progredia a diluição do medicamento. Simultaneamente, mediante forte diluição, ele deixava de ser tóxico e perdia os efeitos colaterais.

Hahnemann chamou de potenciação a esse processo de diluição e de sucussão, pois a energia e o poder de cura do medicamento aumentam, apesar de a substância básica diminuir e, a partir de uma determinada potência, já não existir mais. Isso é de difícil aceitação no nosso modo de pensar científico-materialista. Porém, uma das ciências naturais, a física quântica, oferece uma explicação viável para esse fenômeno: ela comprovou que a matéria não é passiva ou inativa, mas dinâmica, possuindo determinados padrões de energia. Justamente essa energia específica é aumentada na potenciação, tornando-se capaz de dar impulso à energia perturbada do paciente. Ele se vale dessa ajuda para recuperar o seu equilíbrio: a energia do medicamento atua sobre a energia do ser humano.

INTRODUÇÃO

Na verdade, ao homeopata não interessa o diagnóstico em si, apesar de fazê-lo, e sim, a reação individual do ser humano enfermo como um todo. Ele vai buscar um quadro medicamentoso que, no maior número possível de itens, coincida com o quadro clínico abrangente do indivíduo. O remédio, portanto, dará apoio ao corpo na sua autocura.

Mas isso não significa que cada perturbação mínima do bem-estar de uma pessoa deva ser imediatamente tratada por homeopatia. Significa que devemos observar a criança enferma com muita atenção: Existe um sofrimento que a aflige? Algum perigo? Será que o corpo realmente necessita de apoio na sua auto-regulação? Só quando isso confere, deve-se escolher um medicamento correspondente.

O método não pode ser padronizado por igual para todos. De acordo com os princípios da pesquisa científica, por exemplo por meio de experiência duplamente cega (ver Glossário), os seus resultados positivos são difíceis de comprovar. Porém os êxitos no tratamento por homeopatia, ao longo dos últimos duzentos anos, falam por si mesmos. Não há como negá-los, só porque ainda não se sabe explicar o mecanismo de ação em todos os seus detalhes. Nem o diálogo psicológico aprofundado, nem um efeito placebo podem ser responsabilizados pela eficácia espantosa, às vezes obtida. Até mesmo bebês, animais e plantas reagem ao tratamento com medicação homeopática.

Por causa do seu apoio à auto-regulação, a homeopatia representa então a melhor prevenção contra a doença, pois o corpo sai fortalecido da enfermidade, se não for bloqueado por uma alimentação inadequada, por maus hábitos ou *stress*.

Visão geral dos princípios da homeopatia

- O quadro clínico e o quadro medicamentoso precisam coincidir o mais possível.
- O teste dos medicamentos é efetuado em pessoas sadias; não há experiências em animais.
- O medicamento é potenciado, isto é, diluído gradualmente e sacudido a cada vez.
- Considera-se e trata-se o ser humano como um todo.

Remédios homeopáticos

As mais de duas mil substâncias básicas que servem de matéria-prima para medicamentos homeopáticos, provêm da natureza. Substâncias líquidas, tais como sumo de plantas, venenos de animais (como por exemplo peçonha de cobras) ou os próprios animais (como formigas) são potenciadas com álcool. Para isso uma gota de substância inicial é misturada a nove gotas de álcool e sacudida vigorosa e demoradamente. Este remédio passa a ter a potência D1. Quando se tira uma gota de D1, diluindo-a com outras nove gotas de álcool e sacudindo a mistura, obtém-se D2. Uma gota de D2, misturada e sacudida com mais nove gotas de álcool, produz D3, e assim por diante.

Também há substâncias básicas minerais, não solúveis em álcool, como por exemplo conchas de ostras. São trituradas demorada e exaustivamente com lactose. O procedimento também é feito por passos, ou seja, uma parte de substância básica para nove partes de lactose, respectivamente. A partir de D6, a maioria das substâncias torna-se solúvel, e pode-se continuar a potenciação com álcool. Nos países de língua alemã, as potências D são as mais usadas. Nos países de língua inglesa, geralmente são usadas potências C, nas quais a diluição é processada em passos de 1:100. Além disso, potências LM (=Q-) também são usadas (1:50.000).

Nas doenças agudas, que são descritas neste livro, usam-se as potências D4, D6 e D12. Para o tratamento de moléstias crônicas, mais profundas e relacionadas com a personalidade, são necessárias potências elevadas, como por exemplo D200. No entanto, nunca se deve usá-las por conta própria, mas apenas quando aconselhado por um especialista. Tanto o pó descrito acima — *trituratio* — como a solução — *dilutio* — podem ser obtidas em farmácias. Para bebês e crianças não são recomendáveis as soluções, devido ao teor alcoólico. Já no caso das "perolinhas de amor" a aceitação é bem maior! Trata-se de bolinhas de lactose (glóbulos), borrifadas com determinado remédio homeopático.

A princípio, você pode guardar esses medicamentos por tempo indeterminado, desde que seja de forma apropriada, e mesmo que, por determinação legal, conste uma data de vencimento. Devem ser

INTRODUÇÃO

protegidos de sol, calor, grandes variações de temperatura e de umidade. Também não se pode guardá-los perto de substâncias com cheiro forte e, naturalmente, devem estar fora do alcance das crianças.

O que é doença?

Doença é uma parte da nossa vida, assim como o nascimento e a morte. As doenças são realmente importantes para a vida, pois o sistema imunológico necessita de treinamento para se fortalecer. Recém-nascidos em geral não possuem um sistema de defesa eficiente, mas somente os anticorpos que receberam da mãe, e que continuam a receber junto com o leite materno. Apesar disso, ainda necessitam de um meio ambiente relativamente limpo. Somente no decorrer do tempo irá constituir-se uma flora intestinal e, aos poucos, o sistema imunológico é ativado. Uma boa flora intestinal, tal como proporcionada pela amamentação, é importante para a formação do sistema imunológico, pois, em sua maioria, os nódulos linfáticos situam-se dentro do intestino e junto dele. Em alguns meses, o sistema imunológico deveria estar estabilizado, de modo que lentamente o lactente pudesse enfrentar o seu meio ambiente e os germes nele existentes.

Também essa exposição é importante e não deve ser impedida por uma higiene exagerada; caso contrário, aumenta o risco de alergias e outras doenças, em que o sistema imunológico atua contra o próprio corpo. Também as pequenas e incômodas infecções, com o nariz "escorrendo", fazem parte da primeira infância. Treinam o corpo para as doenças infantis que, por sua vez, têm grande importância para o desenvolvimento da criança. O risco de complicações pode ser minimizado por meio dos cuidados da mãe e da observação e do apoio homeopático feitos pelo pediatra. Doenças infantis também são importantes para o desenvolvimento psíquico da criança. Nesses momentos, a criança se entrega aos cuidados intensivos da mãe, habilitando-se, com isso, a dar um grande passo em direção à sua autonomia.

As doenças infantis são importantes justamente para desenvolver os mecanismos de defesa. Num amplo estudo feito na Suí-

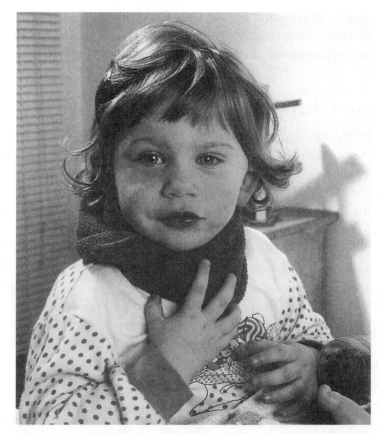

Doenças superadas na infância fortalecem o sistema imunológico pelo resto da vida

ça, ficou demonstrado que o risco de doenças oncológicas (câncer) diminui na medida em que a pessoa tiver passado por doenças infantis, especialmente antes dos 7 anos de vida. Mas também os estados febris que ocorrem mais tarde, no decorrer da vida, diminuem o risco de câncer.

Portanto, a doença é um fenômeno muito complexo. Ela não ocorre cada vez que o corpo entra em contato com possíveis agentes patológicos, mas somente quando há algum desequilíbrio entre forças físicas e psíquicas. A doença é mais do que um dano que precisa ser reparado. Não deve ser reprimida. Eczemas e secreções (por exemplo, o muco) são sinais de que o corpo está se ocupando da doença, combatendo-a. Se prestamos atenção ao que o cor-

INTRODUÇÃO

po nos sinaliza, podemos apoiar a cura e, fortalecendo-nos, prevenir futuras doenças. Mas se reprimirmos os seus sintomas, a doença vai se internalizar e desencadeará outras doenças, essas internas e mais graves. Desse modo, um eczema tratado com cortisona poderá transformar-se num quadro sintomático de asma.

A força de cura da febre

A febre não é uma doença e, sim, uma resposta que o organismo deseja dar a um ataque por agentes patogênicos. É parte de um mecanismo de defesa saudável e, portanto, um bom sinal, pois nos mostra que o corpo possui forças para se defender. O grau de febre também é intencional e tem uma regulagem precisa, já que as bactérias e os vírus são sensíveis ao calor e morrem sob certas temperaturas. Sob temperaturas mais elevadas do corpo, também as toxinas que os germes liberam são melhor eliminadas e a formação de mecanismos de defesa é mais fortemente ativada. Por isso, a febre não deveria ser reprimida ou baixada, e sim respeitada. É sinal de que o corpo é capaz de auto-regular-se e de que está se encaminhando bem para livrar a criança de uma possível doença.

Também precisamos conscientizar-nos de que geralmente não é a própria criança que sofre com a febre, mas que são só os pais que sofrem. Constantes oscilações da febre, como as provocadas por interferências, significam uma carga muito maior para o corpo da criança. A febre constante já é carga suficiente. Por isso, a forma adequada de lidar com a criança é especialmente importante, ou seja, fazê-la descansar na cama e dar-lhe muitos líquidos para tomar. Convulsões devido à febre só ocorrem raramente e apenas em crianças com predisposição para isso.

Os limites da automedicação

O tratamento caseiro de uma criança naturalmente tem os seus limites. Nunca superestime as suas capacidades! Mas como pais que se utilizam do tratamento homeopático, vocês têm a visão do es-

Importante

Em caso de convulsões de qualquer tipo, falta de ar e lesões graves, é preciso consultar um médico; em caso de queimaduras e intoxicação, procure um hospital; em caso de febre muito alta e dores fortes, informar o pediatra. De modo geral, isso significa que cada criança grave e agudamente enferma precisa de pronto tratamento médico!

tado do seu filho cada vez mais aguçada, assim com certeza logo reconhecerão esses limites. Em caso de dúvida, é preferível consultar o pediatra precocemente ou com freqüência, do que raramente ou tarde demais!

Entre em contato com o seu pediatra também quando, apesar da sua medicação, não ocorre melhora, ou quando as causas e a evolução da enfermidade suscitam dúvidas, quando a doença se prolonga muito, ou quando depois de pouco tempo os sintomas voltam periodicamente. Consulte-o sempre se o seu filho tiver menos de 1 ano de idade; pois nessa idade muitas doenças podem ter uma evolução diferente, são difíceis de avaliar e podem rapidamente pôr o bebê em grande perigo.

Quando os sintomas ou problemas voltam seguidamente, deve-se excluir uma causa orgânica. Isso não depõe contra o tratamento homeopático, que em quase todos os casos é indicado, enquanto medida inicial e de acompanhamento. A medicina moderna dispõe de muitas possibilidades valiosas de realizar um diagnóstico. E cada tratamento homeopático deveria ser precedido de um diagnóstico exato. Por isso, o melhor é que um médico formado na medicina tradicional realize a terapia homeopática, pois ele conhece os limites de ambos os métodos e consegue avaliá-los com segurança.

Ele também poderá ajudá-la em caso de doenças crônicas, para as quais é muito difícil encontrar o remédio adequado. Nesse caso, por meio da observação atenta da criança, você poderá ajudar o médico que orienta o tratamento.

A terapia constitucional

Em caso de doenças crônicas, recomenda-se uma terapia de apoio à constituição geral da criança, depois de se terem tratado os sintomas mais evidentes. Para isso, o médico homeopata buscará

INTRODUÇÃO

compreender a pessoa em sua totalidade, com todas as suas características pessoais. De acordo com a capacidade individual para ter saúde e com a forma pessoal de reagir do paciente, o médico busca um remédio correspondente. O caráter da pessoa também importa. Às vezes, a própria doença já oferece indicativos, pois crianças com determinada constituição tendem a contrair determinadas doenças ou desenvolver formas próprias de evolução da doença. Trata-se de um procedimento muito difícil e somente um médico homeopata experiente consegue e deveria realizá-lo. Remédios de apoio à constituição são aplicados em potência elevada. E aqui também é bem possível que um remédio mal escolhido provoque reações indesejáveis!

Como tratar o meu filho com remédios homeopáticos?

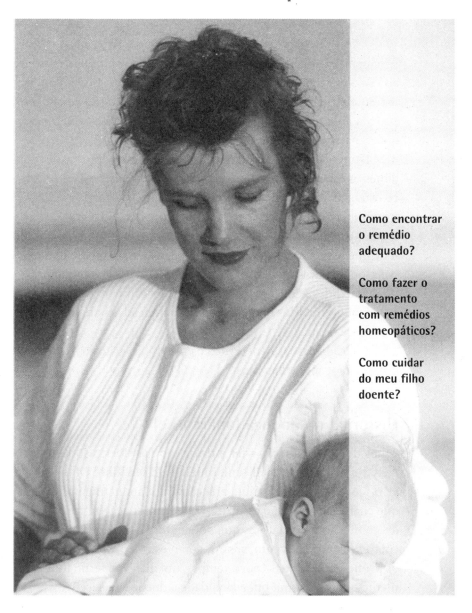

Como encontrar o remédio adequado?

Como fazer o tratamento com remédios homeopáticos?

Como cuidar do meu filho doente?

Como encontrar o remédio adequado?

É de grande proveito ter lido os primeiros dois capítulos deste livro antes da ocorrência de uma enfermidade. Se você já tiver conhecimento efetivo dos princípios da homeopatia e de seu tratamento, isso vai ajudá-la a orientar-se e a encontrar um medicamento adequado para cada enfermidade.

No terceiro capítulo (a partir da p. 37), são descritos em detalhes os quadros clínicos específicos de cada enfermidade. Lá você receberá as seguintes informações:

■ como reconhecer uma determinada doença,
■ quais os agentes que desencadeiam essa doença,
■ de que forma e por quanto tempo persiste o perigo de contágio,
■ em que circunstâncias um pediatra precisa ser consultado,
■ que medidas gerais podem auxiliar o seu filho, e
■ que medicamentos homeopáticos são indicados para o tratamento dessa doença.

Em cada caso, são descritos os principais critérios de escolha dos diversos medicamentos.

Histórico da doença (anamnese)

Antes de você começar a ler a descrição das doenças, deveria repassar o histórico atual da enfermidade de seu filho: Olhe e observe o seu paciente com muita atenção. Faça apontamentos de tudo que chame sua atenção e que difira de sua situação normal de saúde. Reflita sobre os fatores que podem ter desencadeado a doença (por exemplo, sol, vento, susto), como estava o clima ao surgirem os primeiros sintomas (por exemplo, um dia de inverno inusitadamente quente) e com que velocidade a doença se desenvolveu.

Sintomas e modalidades

Depois disso, examine os sintomas do seu paciente em detalhes. Qual é o aspecto da parte enferma do corpo, qual é a sensação ao tocá-la, o que o paciente sente nessa região (**sintomas localizados**)? Como são as dores, como poderiam ser caracterizadas mais exatamente (são ardentes, pungentes, etc.), onde e quando surgem? Há secreções? Quais são as suas características (escarro, pus; coloração, cheiro)?

A seguir, observe o paciente como um todo (**sintomas gerais**): está quente ou frio, está vermelho ou pálido, seco ou suado? Qual dos lados ficou afetado antes ou está pior? Como estão o apetite e a sede da criança? Prefere bebidas quentes ou frias? Quais são as características das fezes e da urina, do suor e do sono da criança?

O terceiro critério importante para tomar sua decisão é a psique do paciente (**sintomas de ânimo e de espírito**): Há algo que chame a atenção em seu estado emocional, no seu comportamento ou na sua disposição? Por acaso nos últimos dias o paciente estava especialmente medroso, mostrava-se mais carente, recusava o contato, estava agressivo ou talvez atordoado?

Por fim, verifique quais os fatores que influem no estado do paciente, quando melhora ou piora (**modalidades**). Calor, frio, ar fresco, luz ou repouso têm influência sobre os sintomas específicos ou sobre o estado geral do paciente?

> ### Importante
>
> Mantenha-se sempre bem atento ao seguinte:
> - Os sintomas que chamam a atenção: O que no paciente está diferente do normal?
> - Os sintomas peculiares: o que eles têm de incomum? Por exemplo, o paciente está com frio, mas mesmo assim prefere ficar ao ar fresco, ou tem a boca seca, mas está sem sede?

Avaliação

Agora você vai ter de escolher, dentre esses múltiplos sintomas, quais são os mais importantes. Qual é o que está mais em evidência, ou os sintomas têm aspectos comuns entre si?

Ao comparar os principais sintomas da doença com o quadro medicamentoso, você provavelmente nunca vai constatar uma coincidência de cem por cento. Entretanto, procure coincidências entre os sintomas característicos do medicamento e os do próprio paciente.

HOMEOPATIA PARA CRIANÇAS

Se a decisão estiver sendo difícil ou você estiver buscando a confirmação de sua decisão, vai encontrar, a partir da p. 123, o quadro medicamentoso correspondente a cada remédio. Aqui você encontrará a descrição pormenorizada dos trinta medicamentos mais usados, os quais, por causa da variedade e multiplicidade dos sintomas correspondentes, poderão ajudar no caso de várias doenças. A escolha do remédio depende do mecanismo subjacente da doença, como por exemplo determinada reação individual a uma infecção. Diferentes pacientes ou também a mesma pessoa, com doenças diferentes, podem receber o mesmo medicamento; mas também pode ser que diferentes remédios ajudem a diferentes pacientes, no caso da mesma doença.

Como fazer o tratamento com remédios homeopáticos?

Potência

Os medicamentos homeopáticos são aplicados em potenciação. Nas potências de 10, o grau da potência é indicado por D e um número. Em princípio, doenças agudas são tratadas com potências baixas, isto é, com um número menor, e doenças crônicas com potências altas. Além disso, doenças do corpo e dos sistemas orgânicos são tratadas com potências baixas, enquanto as produzidas por efeitos da psique recebem tratamento com potências altas. Potências baixas são repetidas com freqüência; quanto mais alta for a potência, com menos freqüência é ministrada.

O presente guia se ocupa das doenças agudas. Por isso, quase só se aplicam as potências D4, D6 e D12. Nos quadros clínicos, a respectiva potência sempre vem indicada, independentemente da sua apresentação: como glóbulos, pó, tabletes ou solução.

COMO TRATAR O MEU FILHO COM REMÉDIOS HOMEOPÁTICOS?

Modo de usar e posologia

Recomenda-se comprar os medicamentos em forma de glóbulos. Podem ser usados por crianças de qualquer faixa etária, e elas gostam muito de tomá-los. Para lactentes — mas não só para eles — o pó (produto de trituração = *trituratio*) é bastante apropriado. Pode-se colocá-lo na chupeta umedecida ou no dedo. Você mesma pode fabricá-lo, triturando glóbulos por exemplo entre duas colheres limpas de plástico. Convém que a solução em álcool (*dilutio*) não seja usada antes do terceiro ano de vida, mas de preferência só por crianças maiores. Ou então ministre a solução na forma diluída, pondo 1 gota da solução em 1 colher de sopa de água, aspirando a mistura com uma seringa (sem agulha). Dessa mistura, dê 5 gotas de cada vez. Se preferir essa forma diluída para o seu bebê, podem-se diluir também os glóbulos. Por favor, não se esqueça de sacudir com força os remédios diluídos, cada vez que for usá-los!

Quantidades a serem usadas (posologia) dos medicamentos homeopáticos	
Idade	**Quantidade**
0 a 3 meses	2 glóbulos ou 1 pontinha de faca de *trituratio* (pó moído)
4 meses a 2 anos	3 glóbulos ou 1 pontinha de faca de *trituratio* ou 1/2 comprimido (amassado) ou 5 gotas da diluição descrita acima
a partir de 2 anos	5 glóbulos ou 2 pontinhas de faca de *trituratio* ou 1 comprimido ou 5 gotas (em 1/2 colher de plástico com água)

Dosagem

A freqüência com que se toma o medicamento homeopático é essencial para o seu efeito. Isso pode ser explicado pelo fato de que não se ministra matéria mas, sim, energia, a qual deverá dar impulso à energia do paciente. Explicando melhor: ao empurrar a criança no balanço, de nada adianta que cinco pessoas o façam, simultaneamente, mas o embalo só melhora se você lhe der um novo empurrãozinho, a intervalos regulares.

HOMEOPATIA PARA CRIANÇAS

Uma vez embalada, a criança só precisa de empurrões ocasionais. Da mesma forma, você terá de reduzir imediatamente a freqüência com que administra a medicação homeopática tão logo note alguma melhora, pois então a autocura já estará suficientemente encaminhada e não deve sofrer interferência.

Portanto, no começo de um caso agudo, ministre uma dose de meia em meia hora, até que haja uma melhora, mas isso por duas horas, no máximo. Aumente os intervalos entre cada dose, tanto antes quanto melhor for o efeito do remédio.

Enfermidades que tiveram evolução lenta, também retrocedem mais devagar. Nesse caso, recomenda-se administrar, durante um a três dias, 3 doses diárias e, durante os três dias seguintes, 1 dose diária de potência D6. A medicação com D12 será feita em duas doses no 1º dia, e depois só uma vez por dia (veja tabela abaixo). Não se sinta insegura por causa destas indicações aparentemente complicadas! No fundo é bem simples: quanto mais aguda for a doença, mais seguida será a medicação. À medida que ela cede, as doses serão administradas com freqüência cada vez menor.

Se o seu filho tiver adormecido antes do tempo, deixe de ministrar as doses, temporariamente. Depois que ele acordar, continue com doses menos freqüentes, porque na maioria das vezes, adormecer é sinal de que está tendo início a auto-regulação. Portanto, você nunca precisa e nem deve acordar o seu filho para ministrar-lhe a medicação!

Exemplo de dosagem em processo de enfermidade agudo

Potência	1º dia	2º dia	3º dia	4º dia
D6	no máximo 4 doses a intervalos de meia hora respectivamente; a dose seguinte após 1 a 2 horas; depois, 1 dose a cada 6 horas	3 doses	1 dose	se necessário, 1 dose
D12	2 doses a intervalos de 1 hora; depois, 1 dose a cada 6 horas	2 doses	1 dose	se necessário, 1 dose
Atenção: Enquanto o seu filho dormir, não lhe dê medicação!				

COMO TRATAR O MEU FILHO COM REMÉDIOS HOMEOPÁTICOS?

Exemplo de dosagem em enfermidade de desenvolvimento lento						
Potência	1º dia	2º dia	3º dia	4º dia	5º dia	6º dia
D6	3 doses	3 doses	3 doses	1 dose	1 dose	1 dose
D12	2 doses	1 dose	1 dose	1 dose	1 dose	1 dose

Reações

Caso depois de uma **melhora inicial** a criança volte a piorar, com sintomas exatamente iguais, você poderá repetir a seqüência de doses desde o início, pois o seu filho está precisando de mais energia. Reexamine, porém, os sintomas com muita atenção! Se houver alguma mudança, o seu filho eventualmente vai precisar de outro medicamento.

Se depois de aplicada a 3ª ou 4ª doses da medicação ainda **não houver melhora**, você deverá examinar novamente os sintomas anotados e compará-los com os quadros medicamentosos. Somente se estiver bem segura de estar aplicando o remédio adequado, continue dando o mesmo; caso contrário, mude para outro medicamento.

Em casos raros pode ocorrer que, depois da 1ª dose, os sintomas piorem (**reação inicial**); por exemplo, a febre pode subir um pouco, temporariamente. Trata-se de um sinal positivo, pois o corpo está reagindo ao medicamento. Você acertou na escolha do medicamento. Nesse caso, interrompa toda a medicação e passe a observar o seu filho. Quando ele voltar ao estado inicial, volte a aplicar as doses, porém com menos freqüência — D6 três vezes ao dia, D12 uma vez ao dia. Ele logo vai melhorar.

Dosagem excessiva

Uma dosagem excessiva é relativamente rara. Se você ou o seu filho, porém, tomar de uma vez todo um vidrinho de remédio; ou se você continuar a ministrá-lo no mesmo ritmo da dosagem inicial durante vários dias; se, enfim, ficar dando mais do que cinco doses diárias durante vários dias, você estará fazendo o assim chamado "teste do medicamento". Nesse caso, o medicamento não é mais capaz de eliminar os sintomas da doença.

Modo de tomar

Por favor, cuide para que o medicamento homeopático não seja tomado imediatamente antes ou depois das refeições ou logo depois de escovar os dentes. É que a absorção (reabsorção) do medicamento ocorre de modo ideal pela mucosa da boca. Se essa, porém, ainda estiver bloqueada por fortes estímulos de alimentos ou pela menta da pasta dental ou por um chiclete, o efeito poderá não se desenvolver plenamente.

Portanto, o melhor é ministrar um medicamento dez minutos antes ou meia hora depois do contato de outra substância com a mucosa da boca, tomando cuidado para que permaneça na boca o maior tempo possível. Comprimidos e glóbulos são colocados debaixo da língua. Por experiência, em crianças pequenas isso não faz muita diferença.

Reações por interferência

Em crianças, além das reações por interferência citadas acima, quase não ocorrem reações em combinação com outros produtos. Também em adultos, é mais rara uma reação ocasionada por café, chá, mentol, entre outros, no tratamento de doenças agudas. Uma terapia tradicional poderá ser realizada ao mesmo tempo, porém ambos os terapeutas deveriam estar a par disso. Nunca suspenda uma medicação receitada sem antes falar com o médico!

Como cuidar do meu filho doente?

Repouso e dedicação

Procure ter bastante tempo para o seu filho, a fim de poder cuidar do seu pequeno paciente intensivamente. Dê-lhe atenção, transmita-lhe tranqüilidade e serenidade, e organize também o transcurso do seu dia com calma e de acordo com as necessidades dele.

Finalmente você tem agora bastante tempo para ler histórias, para brincar com criatividade e para dar e receber carinho. O seu filho precisa disso agora — quem sabe, é justamente por isso que ele precisa também da doença! — e ambos poderão desfrutar dessa intimidade.

Assim, provavelmente não será problema que ele tenha de guardar o repouso necessário na cama. O seu filho doente deve dormir a maior parte do tempo e permanecer na cama. Ele precisa agora de muito repouso — sem televisão, rádio ou som — para poder concentrar-se plenamente em superar a doença. Em caso de febre, é indispensável que permaneça dentro de casa, podendo sair apenas depois de ter estado no mínimo um dia sem febre. Mantendo um comportamento coerente, a fase aguda da doença torna-se mais curta, diminuindo o risco de complicações.

Se possível, não deixe o seu filho pequeno sozinho durante a noite, nessa fase. No caso de uma doença séria, o melhor será registrar por escrito datas e horários do desenvolvimento da febre. Anote também tudo o que chamar sua atenção. Isso lhe será útil na escolha do medicamento e no caso de necessitar recorrer a um médico. O remédio e a respectiva reação também devem ser anotados com precisão. Guarde essas anotações. Assim sempre terá acesso a datas, doenças, reações a medicamentos e decurso de cada doença de seus filhos.

Reconvalescença

O tempo imediatamente depois de uma doença é de grande importância para a harmonização da pessoa como um todo. Portanto, por favor não cometa o erro — sempre que possível, é claro — de mandar o seu filho de volta ao jardim-de-infância ou à escola, logo depois que a febre tiver cedido.

A fase de recuperação dura, dependendo da gravidade da doença, de uma a seis semanas, ou até mais. Conceda ao seu filho esse tempo para estabilizar-se. O seu pequeno corpo e o sistema imunológico dele precisam recuperar-se lentamente. Durante vários dias, proteja o seu filho de frio, calor, sol e vento, bem como de esforços físicos maiores.

Se observar bem o seu filho, constatará que agora ele dará um grande passo no seu desenvolvimento, o que vai recompensar você por todos os seus esforços.

Também é hora de compensar deficiências já existentes e de melhorar doenças crônicas. Aliás, não precisa ter medo de mimar demais o seu filho, durante o período da doença. De qualquer modo, essa dedicação intensa é necessária apenas por poucos dias. Para que a doença não se torne algo desejável para o seu filho, você pode, pouco depois, em um dia "com saúde", dedicar seu tempo

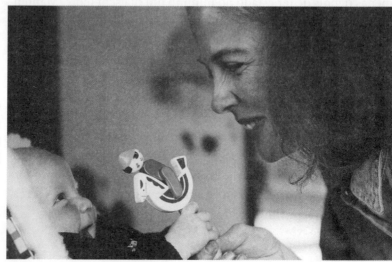

O pequeno paciente exige dedicação especial

COMO TRATAR O MEU FILHO COM REMÉDIOS HOMEOPÁTICOS?

outra vez para lhe dar carinho, ler para ele, "mimá-lo", como fazia num dia "de doença".

Alimentação

Por si mesma, a criança doente raramente tem fome e, se tiver, pouca. Trata-se de uma boa auto-regulação do organismo. Dê-lhe comida leve e só quando solicitada: torradas, frutas, verduras refogadas, batatinhas ou arroz. É hora de evitar todos os alimentos ricos em proteínas, inclusive o leite, pois o corpo se encontra numa fase de reduzir as proteínas e não poderá aproveitá-las. Ele ficará desnecessariamente sobrecarregado por uma alimentação muito rica em proteínas. O corpo precisa de toda a sua força para combater a doença, e não pode "desperdiçá-la" com a digestão, neste momento.

Nisso não se enquadram crianças pequenas até quinze meses de idade, pois correm o risco de ficar subalimentadas e, portanto, ainda mais enfraquecidas. A não ser em caso de diarréia, os bebês receberão o leite a que estão acostumados, porém com cinqüenta por cento de água (leite aguado).

No entanto, o seu filho precisa tomar muito líquido, especialmente quando está com febre. Devido à temperatura elevada, o corpo elimina mais umidade, que precisa ser reposta. São especialmente apropriados os sucos de frutas diluídos com água e chás de plantas medicinais. Você consegue esses chás nas farmácias, relativamente baratos e sem receita. Se não houver contra-indicação, vale a seguinte forma de preparo: despejar numa panela sobre uma colherinha com chá (frutas, folhas, raízes) 250 ml de água fervente, deixando em infusão por dez minutos; depois coar, adoçar com mel e acrescentar algumas gotas de suco de limão. Evite usar mel no caso de diarréia, e não dê mel a lactentes com menos de 9 meses de idade. No início da doença e enquanto a febre estiver subindo, faça a criança beber os líquidos o mais quente possível; fora disso, em temperatura média.

Crianças doentes também gostam de sopa. Por exemplo, uma sopa forte de verduras ou uma canja feita na hora. Os ingredientes

HOMEOPATIA PARA CRIANÇAS

você pode manter em reserva no freezer. Enquanto o pequeno paciente ainda está bem enfraquecido, deverá tomar a sopa. Quando já estiver melhorando, podem ser acrescentadas as massas de que tanto gosta, verduras picadas e um pouco de carne de frango.

Se o seu filho prefere algo doce, experimente preparar uma sopa de maçã. Refoga-se uma maçã descascada e picada em 250 ml de água, até ficar macia. Acrescente uma colher de sopa rasa de farinha grossa de arroz integral. Quando começar a ferver, deixe amolecer por cinco minutos. Tempere a gosto com mel, baunilha ou canela (extraído de: KURZ. *Vollwertkost für Kinder*, ver Bibliografia).

Mas também em tempos de saúde, a alimentação correta é um dos principais pilares para manter a saúde e prevenir a doença. Pois só quando o corpo receber as substâncias de que necessita, em qualidade e quantidade certas, estará em condições de encontrar o seu equilíbrio.

Amamente o seu bebê, se possível, durante seis meses, e alimente-o a seguir de forma equilibrada e adequada à sua idade.

Especialmente importantes e valiosas são frutas e verduras frescas, sem cozimento, além de produtos de grãos integrais. Use pouca gordura, mas, em compensação, de alta qualidade (óleos extraídos de cereais, manteiga) e seja parco no consumo de açúcar e sal. Mas lembre-se: todo exagero é nocivo!

Três vezes "a": aquecimento, aplicação de compressas, água

Aquecimento e calor

Além de repouso, o calor é um fator essencial para curar doenças, sem complicação. O calor nada tem a ver com um quarto excessivamente aquecido: É preferível que o quarto esteja com temperatura fresca e que, de hora em hora, seja ventilado, sem que o paciente receba corrente de ar. Estamos nos referindo ao calor da cama: Use tantas cobertas quantas a criança solicitar e, se for o caso, ainda uma bolsa de água quente. Apenas depois que a febre tiver se estabilizado e o corpo do paciente estiver "ardendo" por

COMO TRATAR O MEU FILHO COM REMÉDIOS HOMEOPÁTICOS?

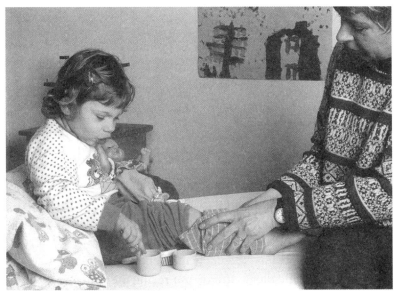

Compressas na barriga da perna são um remédio caseiro eficiente em caso de febre.

igual, ele poderá esticar as pernas para fora da cama e ficar só levemente coberto.

Se apenas partes específicas do corpo estão afetadas, o calor também é vantajoso e benéfico. Para isso, podem-se aplicar compressas mornas no pescoço ou aquecer a região com luz vermelha, por exemplo em caso de sinusite.

Aplicação de compressas

Quem aprender a aplicar compressas corretamente e experimentar a sua grande eficácia, vai se tornar rapidamente um adepto desse método.

Podem-se aplicar compressas sobre quase todas as partes do corpo: sobre a orelha, ao redor do pescoço, do peito, da barriga e das pernas. Sua aplicação é feita de forma fria ou quente, seca ou úmida, com ou sem aditivos. Para uma compressa você precisa de dois panos finos de algodão e um pano ou xale de lã no tamanho correspondente. O segundo pano, de algodão, sempre será mais largo para cobrir o interno; o pano de lã, colocado por cima dos outros, será o mais estreito, para não irritar a pele. Os panos são,

HOMEOPATIA PARA CRIANÇAS

na medida do possível, postos sem dobras e bem esticados. Compressas quentes devem ser primeiro testadas na parte interna do seu antebraço ou no seu rosto para sentir se o calor é suportável. A compressa em forma de cebola é muito eficiente no caso de dores de ouvido (ver p. 64). Já a compressa aplicada na barriga da perna, é usada em caso de febre (ver p. 49).

Compressas no pescoço

Aplicam-se compressas mornas a quentes no pescoço, no estágio inicial de uma inflamação, no caso de dificuldades para engolir, a fim de soltar o muco na região da garganta e para completar a cura, acelerando e intensificando o processo.

Para isso, derrama-se água bem quente sobre meio limão não tratado com inseticida, dentro de um recipiente pequeno. Segure-o com um garfo e faça diversas incisões na sua casca em direção ao centro. Depois esprema o suco, comprimindo um copo sobre o limão. De limões [com inseticida] você deve usar só o suco. Com o suco de limão quente, molhe o pano de algodão, já dobrado de acordo com o comprimento do pescoço, numa largura de cerca de 6 cm; torça-o o quanto puder e coloque-o o mais quente *possível* ao redor do pescoço da criança. Coloque por cima dele um pano seco de algodão e outro de lã. Deixe a compressa aplicada por dez minutos, ou por mais tempo, se for do agrado da criança ou se ela adormecer. Depois de retirar a compressa, cubra o pescoço com um pano de seda. Aplicam-se compressas frias se a inflamação já estiver avançada e precisar ser aplacada.

O procedimento neste caso é exatamente o mesmo, afora que o pano interno deve ser umedecido em água fria, à qual se pode acrescentar um pouco de sal. Torça o pano apenas o suficiente para não gotejar. Essa compressa, bastante agradável, deve permanecer por meia hora ou mais. Ao retirá-la, proteja o pescoço com um lenço de seda.

Compressas no peito

A compressa no peito preferida pela maioria das pessoas é a de ricota magra ("Quark"). Ela provou ser eficiente nos casos de tosse persistente e seca, bronquite (espástica) e, como lenitivo, em caso de pneumonia.

O pano de algodão interno é dobrado de acordo com o tamanho do peito da criança, com 9 cm a 15 cm de largura. Abre-se a camada superior, espalhando nela a ricota com 3 mm a 4 mm de espessura, conforme a circunferência do peito da criança. (Sobre a massa podem ser pingadas algumas gotas de suco de limão). Dobra-se outra vez a camada superior. A ricota deveria estar agradavelmente morna, nunca quente. Para isso, ou você a aquece antes de espalhá-la sobre o pano, ou deixa a compressa pronta por três a quatro minutos no forno desligado, preaquecido durante cinco minutos. Verifique a temperatura e depois aplique rapidamente a compressa. No lugar do segundo pano de algodão pode-se usar, em crianças pequenas, uma atadura elástica larga, fixada com esparadrapo, o que demonstrou ser eficiente. Não convém usar como camada externa um xale caro de lã, pois ele começará a soltar felpas devido à ricota.

Se a criança já é maior, arrume as diferentes camadas da compressa de maneira invertida sobre a cama. A criança então se deita com o peito sobre a compressa e você a fixa nas costas da criança. Depois, deixe-a bem abrigada e aquecida na cama. Em geral ela adormecerá logo, porque a compressa traz alívio. Por isso é bom aplicar esse tipo de compressa à noite. Nesse caso, deixe a compressa até a criança acordar; caso contrário, deixe-a por apenas uma hora.

Em caso de bronquite e pneumonia, um sinapismo (cataplasma com mostarda, mel e vinagre) representa um auxílio valioso, mas na primeira vez deve ser aplicado sob orientação médica.

Compressas na barriga

As crianças freqüentemente sofrem de dor de barriga. A causa pode ser tristeza, ou pode ser sintoma de um quadro infeccioso geral, ou ainda pode acompanhar flatulência e diarréia.

HOMEOPATIA PARA CRIANÇAS

Em todos os casos, uma compressa sobre a barriga é muito útil, inclusive porque a criança sente que suas dores estão sendo levadas em conta. Para essa compressa, prepare chá quente de camomila com uma colher de sopa de flores de camomila para 250 ml de água fervente, deixando em infusão por 10 minutos. Derrame o chá sobre um pano, torça-o bem e coloque-o sobre a barriga da criança. Coloque sobre esse pano um outro pano de algodão, e depois um pano de lã. Além disso, use uma bolsa de água quente.

Em casos mais leves, também é recomendável massagear a barriga com óleo de alfazema (10%, Wala) e deixar a criança bem abrigada na cama, com uma bolsa de água quente e uma boa história!

Cólicas abdominais em crianças especialmente sensíveis, na faixa de 3 a 5 anos, são um caso à parte. Para não perpetuá-las, essas dores não devem ser tomadas muito em consideração. Se o seu filho se queixa de dor de barriga, mas continua brincando e não apresenta comportamento diferente do normal, apenas tome conhecimento do fato. Se isso ocorrer mais seguidamente, passe a aplicar diariamente uma compressa morna sobre a barriga, durante várias semanas, sempre no mesmo horário e de preferência depois do almoço. Use milefólio (*Achillea millefolium*), preparado da mesma forma que o chá de camomila, ou use essência de oxálica, uma colher de sopa de essência para 250 ml de água quente. Deixe essa compressa por 20 minutos sobre a barriga e, depois de retirada, mantenha a criança em repouso por mais 20 minutos.

Água

Com a aplicação de água, você poderá influenciar positivamente e até prevenir uma série de doenças.

Escalda-pés

Recomenda-se um escalda-pés quando seu filho volta para casa com a roupa encharcada ou com muito frio. Encha um balde alto com água pela metade, em temperatura agradável (37°C). Acrescente pouco a pouco e com muito cuidado, um pouco de água quente de cada vez. O escalda-pés durará cerca de meia hora, sempre em temperatura suportável. Em seguida, vista a criança com meias de lã e deixe-a na cama por outra meia hora. Esse tipo de banho, com aumento gradativo de temperatura, é eficiente também no início, na fase aguda e até no processo crônico de doenças como a sinusite, a bronquite e a cistite, e quando há um acesso de asma.

Banho de aquecimento

Se a evolução da doença for lenta, inclusive chegando a estagnar, recomendo para crianças de coração sadio um banho de aquecimento, eventualmente usando nele flores de feno. Este banho pode ser usado com êxito quando a criança está com febre moderada, o que retarda a evolução da doença. O banho de aquecimento ativa o metabolismo e ajuda na circulação sangüínea, acelerando o processo evolutivo da doença e a própria cura.

Para essa variação de banho, o assim chamado "banho de Schlenz", prepara-se uma banheira com água na mesma temperatura que a da criança, cuja temperatura deve ser medida antes com um termômetro. Se a criança estiver sem febre, deixe a água com 37°C.

A criança deita-se na banheira, deixando somente o rosto para fora. Nos vinte a trinta minutos em que permanece ali, aumente a temperatura da água acrescentando água de 1 a 1,5°C, no máximo dois graus mais quente, quando a criança já está em idade escolar um pouco mais avançada. Nesse meio-tempo, esfregue a criança várias vezes com um pano ou uma luva mais áspera, deixando-a sentada na banheira e tomando algum líquido. Depois mande-a direto para a cama preaquecida, onde ficará por uma hora, para um sudatório complementar. Precisa então tomar muito chá morno.

Fricção com água fria

Esse procedimento, comprovadamente eficaz e relaxante, é usado para estados de febre alta persistente. Coloca-se uma toalha de banho em água fria, depois torcendo-a bem. Esfregue todo o corpo da criança com essa toalha, com movimentos vigorosos e rápidos, indo das extremidades em direção ao centro do corpo. O quarto deve estar aquecido, pois a criança não pode passar frio. Inicialmente é recomendável esfregar pernas, braços e costas. Imediatamente depois, e sem secar-se, a criança veste o pijama e vai para a cama. Experimentará um calor agradavelmente vibrante, o que a ajudará a relaxar e adormecer. Caso a criança venha a suar muito, convém que troque de pijama depois de uma hora, para que o corpo não esfrie.

Como reconhecer e tratar determinadas doenças

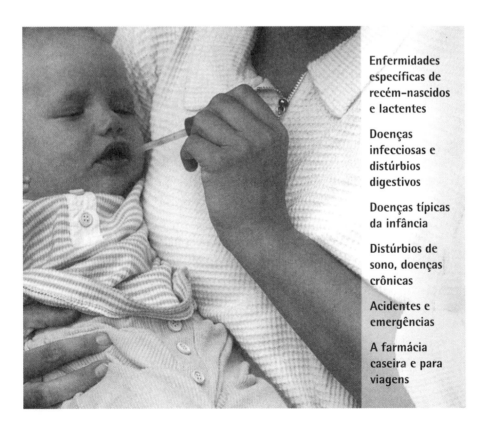

Enfermidades específicas de recém-nascidos e lactentes

Doenças infecciosas e distúrbios digestivos

Doenças típicas da infância

Distúrbios de sono, doenças crônicas

Acidentes e emergências

A farmácia caseira e para viagens

Enfermidades específicas dos recém-nascidos

O recém-nascido precisa em primeiro lugar adaptar-se à vida "aqui fora" e, assim como sua mãe, recuperar-se do parto. Podem ocorrer alguns distúrbios nesse período. Como o pequeno corpo pode correr grande perigo, dentro de um espaço de tempo mínimo, sempre é importante fazer contato rapidamente com o pediatra.

Por isso as medidas descritas a seguir devem ser entendidas como medidas terapêuticas de apoio, jamais como terapia única e exclusiva que dispense a necessidade de consultar um médico!

Conseqüências do parto

O medicamento mais freqüentemente indicado após o parto é **Arnica**, tanto para a mãe como para o filho. O recém-nascido necessita desse medicamento se o parto esteve ligado a qualquer forma de trauma (choque, *stress* ou alguma lesão). Provavelmente a maioria das mães que acabaram de dar à luz sofre algum tipo de trauma físico e/ou psíquico; também nesse caso é aconselhável tomar Arnica.

Cada medicamento ingerido pela mãe tem efeito também sobre o recém-nascido, por meio do leite materno, o que vale para todo o período de lactação. Então, se você se sente muito abalada, deprimida ou enfraquecida pelo parto, tome Arnica. É provável que o seu próprio *stress* tenha sido equivalente ao *stress* sofrido por seu bebê. Seu filho receberá cuidado ideal, em todos os sentidos, se você o amamentar regularmente.

Conseqüências da anestesia

Depois de uma cesariana, você pode tomar **Opium D12**, uma vez ao dia, nos dias 1, 2, 3, 5 e 8 após a intervenção. O efeito do medicamento também é desejável para o recém-nascido, que o recebe por meio do leite materno.

Lesões dos nervos

Se o seu recém-nascido não consegue mover bem o bracinho, em conseqüência de uma lesão dos nervos, dê-lhe durante uma semana **Arnica D6**, duas vezes ao dia, e após isso **Hypericum D12**, uma vez ao dia, pelo tempo necessário, até que haja melhora. Normalmente isso demora algumas semanas. É absolutamente necessário que, além da medicação, você faça regularmente exercícios fisioterápicos com o bebê, sob orientação especializada.

Calombo na cabeça

Pode haver acúmulo de líquido debaixo da pele do bebê, em conseqüência do próprio parto ou do uso de uma bomba de vácuo. Nesse caso, a medicação com **Arnica D6** é muito útil, com três e depois com duas doses, respectivamente, durante uma semana. Depois disso, dê-lhe dois glóbulos uma vez ao dia, durante duas a três semanas. Caso a intumescência na cabeça não regrida no decorrer de seis semanas, você deve consultar um cirurgião pediatra.

Edemas no rosto

A passagem pelo estreito canal durante o parto pode ocasionar evasão de líquidos para os tecidos, especialmente os da cabeça, por ser a parte que estava avançando nesse momento. O rosto do bebê aparece então inchado e intumescido. O **Ledum D6**, tomado em duas doses diárias em forma de glóbulos, por uma semana, poderá ajudar.

Hidrocele

É o aumento de líquido na bolsa escrotal, que surge quando alguma conexão embrional não foi encerrada por completo. Dê ao seu bebê **Apis D6**, uma dose diária, pelo tempo necessário até o desaparecimento do líquido. Se após oito semanas de medicação ainda não houver sinal de melhora, dê-lhe **Pulsatilla D4**.

Observe se o escroto está grosso, firme e sem transparência, especialmente quando o menino grita ou faz força. Se a aparência da bolsa escrotal não for essa, ele sofre de hérnia inguinal, que necessita de intervenção cirúrgica, o mais rápido possível.

Inchação das glândulas mamárias

Às vezes as glândulas mamárias de um bebê de uma ou duas semanas de idade incham visivelmente, já que o próprio sistema hormonal dele precisa equilibrar-se primeiro. O mais importante agora é deixar o peitinho em paz, tomando o cuidado de escolher uma roupa bem macia e folgada. Pode-se também estofar com um pouco de algodão hidrófilo. Se mesmo assim houver inflamação (enrubescimento), aplique compressas úmidas com essência para queimaduras (veja também "Queimadura e escaldadura"). Medique o bebê com um comprimido amassado de **Phytolacca D2**, ao longo do dia. Leve o bebê ao pediatra, se o enrubescimento não desaparecer no espaço de 24 horas.

Incapacidade de assimilar o leite materno

Se o recém-nascido sistematicamente vomitar o leite materno coalhado, mostrar-se prostrado e tiver evacuação com muco, de cor amarelo-esverdeada, dê-lhe **Aethusa D3**, dois glóbulos em duas doses diárias, até que haja melhora. Você mesma também poderá tomá-lo. Além disso, evite a ingestão de leite e lacticínios. Depois que o bebê melhorar, recomece a alimentar-se experimentalmente com produtos de leite azedo, como iogurte.

Icterícia do recém-nascido

Muitos recém-nascidos apresentam, a partir do 3º dia de vida, um amarelecimento na pele e nos olhos, causado pela bilirrubina, um produto da degradação do pigmento vermelho do sangue, cujo teor necessita ser controlado regularmente. Nessa situação, um aumento da degradação do sangue pode combinar-se com a imaturidade do sistema de eliminação.

Existe perigo de a bilirrubina, após ter atingido determinado limite, transbordar para o cérebro e causar danos.

Quando há amarelecimento, tome muito cuidado para manter quentinho o seu bebê, amamentando-o ao seio com regularidade. Excepcionalmente até se deve acordá-lo para isso, se ele dormir por mais de quatro horas seguidas. Enquanto você ainda não tiver muito leite, dê-lhe um pouco de chá com lactose, após a mamada.

Se a bilirrubina chegar próxima do valor-limite inferior, torna-se necessária uma fototerapia, um tratamento por exposição a luz azul, para fomentar a transformação de bilirrubina na pele. Então você pode medicar o bebê com **Chelidonium D3**, ou cinco gotas em cinco partes de solução puramente aquosa de **Chelidonium Rh D3** dil. Weleda. E continue amamentando também durante a fototerapia.

Estenose do canal lacrimal

Se o canal lacrimal do recém-nascido estiver entupido ou "colado", no ângulo interno do olho, as lágrimas não encontrarão saída. Então, o olho não poderá limpar-se e haverá inflamações freqüentes. Neste caso, dê **Silicea D6** duas vezes ao dia até haver melhora, o que poderá levar semanas. Se não houver melhora, ou se aparecer secreção purulenta, procure o pediatra.

Enfermidades específicas de lactentes

Rinite (coriza) do lactente

Em especial durante os meses de inverno e de transição entre as estações, quando há fortes variações de temperatura, o bebê pode resfriar-se facilmente. A primeira manifestação é a presença de secreção nasal. É algo muito incômodo, porque o nariz entupido dificulta a mamada. Os agentes geralmente são vírus, transmitidos por gotículas oriundas de tosse ou espirro, contagiando pessoas suscetíveis.

Tome bastante cuidado, agora, para que a roupa não seja demasiadamente quente ou leve e para que o bebê tenha os pés quentinhos.. Um bebê sensível ao frio deve usar um gorrinho leve até mesmo dentro de casa. O mais adequado para aliviar o nariz entupido é o leite materno. Ponha umas gotas sobre uma colher e aspire-as com uma seringa descartável, injetando-as nas narinas do bebê. Você também pode aplicar uma solução fisiológica de sal comum (cloreto de sódio, 0,9%), usando uma pipeta da farmácia. Pressione com cuidado, de cima para baixo, o nariz da criança, para extrair a secreção, ou use um tubinho aspirador de nariz, que você pode conseguir numa drogaria ou farmácia. Aplique as gotinhas antes de cada refeição e antes de o bebê dormir.

Quando se trata de coriza típica do bebê, com a respiração se alternando de uma narina à outra, pode-se encontrar ajuda homeopática com **Sambucus nigra D6**, com três doses diárias de dois glóbulos pelo tempo necessário. Se o nariz estiver entupido à noite e houver secreção bem líquida e transparente durante o dia, dê **Nux vomica D6** ao seu bebê, três doses diárias de dois glóbulos, até aliviar. Só consulte o pediatra, se não houver melhora dentro de três dias, se a secreção ficar mais densa e amarelada, ou ainda se o bebê tiver tosse ou febre ou mostrar-se muito irrequieto.

Dermatite de fraldas (assadura)

A pele torna-se avermelhada, esfolada e secreta líquido, especialmente nas partes que tiveram contato prolongado com a fralda suja. A assadura pode ser causada por troca muito espaçada das fraldas, ou quando o bebê tem alergia ao tipo de fralda usado; nesse caso, passe a usar fraldas de algodão. A causa também pode ser evacuação muito ácida, ou que a pele do bebê seja extremamente sensível.

Troque a fralda imediatamente depois que o bebê tiver evacuado. Limpe a pele somente com água morna e deixe que seque ao ar, ou seque-a cuidadosamente com um secador de cabelo. A seguir, passe uma camada fina de creme de calêndula para bebês (Weleda). Evite dar ao bebê frutas ou verduras ácidas ou suco das mesmas, como por exemplo frutas cítricas, pêssegos, uvas, tomates.

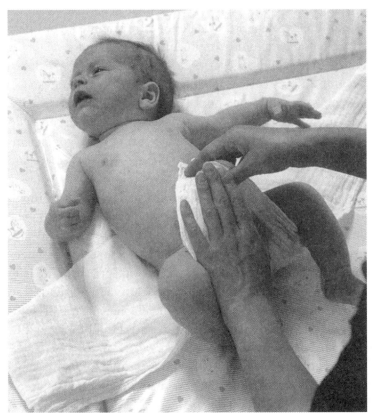

Fraldas limpas e uma higiene cuidadosa da pele ajudam no tratamento da assadura.

HOMEOPATIA PARA CRIANÇAS

Se você amamenta, infelizmente precisa deixar de ingerir esses mesmos alimentos e evitar o vinagre. É melhor consumir frutas como maçã, pêra e melão. Quando a inflamação ocorre nas diarréias relacionadas com a dentição, deixando o bebê inquieto e intratável, dê-lhe **Chamomilla D12.**

Caso a pele secrete um líquido amarelado e malcheiroso, formando crostas, dê-lhe **Graphites D12.**

Fungo de fraldas (sapinho)

Diferente da assadura, no sapinho formam-se inúmeras bolhas minúsculas sobre a pele avermelhada, primeiro na borda das dobras do traseiro e da virilha, espalhando-se logo sobre toda a superfície coberta pela fralda, em especial onde há dobras de pele.

O agente é um fungo que inclusive pode afetar o estômago e o intestino inteiro, além da cavidade bucal. Examine a boca para detectar se há saburra, um revestimento branco impossível de ser retirado. Se tiver sapinho, dê ao seu bebê três vezes ao dia 3 glóbulos de **Monilia albicans D6** e adicionalmente **Borax D4 Dilutio** (!). Ponha 5 gotas da solução de Borax numa colher de sopa de água, colha-a com uma seringa e dê a solução ao bebê, no decorrer do dia. Na boca e sobre o traseiro, passe levemente um cotonete embebido em óleo diluído de melaleuca, ou seja, 1 gota de óleo para 10 gotas de água.

É importante trocar a fralda com freqüência, já que o fungo prospera em ambiente morno e úmido. Se possível, deixe o bebê sem fralda, peladinho nessa parte!

Se houver sapinho somente na área da fralda, passe levemente óleo de melaleuca diluído com água ou com soro fresco de leite azedo. O fungo "detesta" um ambiente ácido. Se isso ainda não ajudar, tente uma solução de 0,5% de violeta genciana. Essa solução é um corante forte de cor violeta que abre as bolhinhas, secando-as. Depois, passe soro fresco.

Se o sapinho for muito resistente ou bastante freqüente, deve ser tratado pelo pediatra que eventualmente começará uma terapia de apoio à constituição do bebê.

"Cólicas dos três meses"

Muitos bebês choram ou gritam bastante até atingir os três meses de idade. Antes, isso era explicado por dor de barriga causada por flatulência (gases intestinais). No entanto, a dor em muitos casos mais parece ser uma conseqüência do ato de gritar, pois o bebê engole ar ao gritar, o que causa então pressão na barriguinha.

Primeiro o bebê costuma chorar para chamar a nossa atenção para uma necessidade dele, não satisfeita. Tem fome, ou quer chupar, pode estar cansado ou ansiar por contato físico. Às vezes o bebê sente-se incômodo com sua fralda suja, ou precisa arrotar, sente frio ou calor, está deitado em posição desconfortável ou simplesmente não se sente bem. Ao bebê só resta uma possibilidade: gritar. Se não correspondermos àquela necessidade não satisfeita, vai chorar ainda mais, por decepção.

Portanto, revise todos os desejos possíveis de seu bebê quando ele estiver gritando. Lembre-se de que ele ainda não é capaz de irritar você conscientemente! Não fique nervosa. Alguns bebês ainda choram mesmo depois que todas as suas necessidades foram aparentemente satisfeitas. Talvez até chorem porque necessitam acostumar-se a esse "mundo novo". E a mãe não tem culpa disso!

Caso você, mesmo assim, tenha a impressão de que o seu bebê chora mais que o normal, consulte seu pediatra a respeito.

Seguem aqui algumas dicas: Se não adianta carregar a criança de um lado a outro, balançá-la no berço ou numa rede, então balance-a sobre uma bola gigante de ginástica ou tente um banho morno. Ou massageie a barriguinha com movimentos circulares, usando óleo de alfazema, por exemplo **Oleum lavendulae** 10% (Wala). Se tiver muita flatulência, **Nicotiana comp.** (Wala), 2 a 3 glóbulos três vezes ao dia, trará alívio.

Uma dose diária de **Cuprum D12** alivia cólicas estomacais, quando a criança fica se torcendo todinha ou fica rígida. Eventualmente o rosto adquire cor azulada nesses acessos.

Se realmente houver flatulência ou cólicas estomacais, por exemplo no caso de incapacidade de assimilar o leite, a causa pode ser uma alimentação inadequada. Se você amamenta, a sua alimentação pode ser responsável por esse fenômeno. Nesse caso, além de

HOMEOPATIA PARA CRIANÇAS

você seguir uma dieta adequada, é recomendável que tome uma dose de **Magnesium muriaticum D6**, de duas a três vezes ao dia.

Dentição

Se o seu filho anda resmungando, salivando e mastigando intensamente o punho e todos os objetos ao seu alcance, é provável que lhe esteja nascendo algum dente. Ofereça ao bebê um anel mordedor com "nódulos" duros, ou um mordedor contendo um líquido atóxico, que pode ser resfriado na geladeira. Uma cenoura descascada e fria ou uma massagem na gengiva com o seu dedo (bem limpo), eventualmente com uma folhinha de sálvia fresca, também trazem alívio.

Um remédio eficaz é **Chamomilla D6**, para bebês em pleno processo de dentição que gritam abruptamente, que não se acalmam, que são completamente intratáveis. É especialmente indicado se as bochechas também estão quentes e vermelhas ou se a criança está febril ou tem diarréia.

Se os incômodos diminuem com a aplicação de fricção e pressão, mas a criança recusa o frio e se mostra irritável e medrosa, é indicado o uso de **Magnesium phosphoricum D6**.

Crianças que regurgitam muito

Muitos bebês vomitam regularmente boa parte do leite ingerido. Enquanto estão bem, aumentando de peso, o problema costuma ser da mãe, por limpar e lavar o bebê muito freqüentemente. Outras vezes a quantidade ingerida de leite é excessiva e, ao arrotar, o bebê expele o excedente.

Mas cuidado quando o bebê não está bem — nesse caso, consulte imediatamente o pediatra! — ou quando ele não apresenta suficiente aumento de peso. Há várias causas possíveis. Se o leite simplesmente volta, ou se o bebê vomita grande quantidade, quando deitado, provavelmente a entrada do estômago (ainda) não está suficientemente fechada. Eleve a cabeceira da cama, calçando-a

COMO RECONHECER E TRATAR DETERMINADAS DOENÇAS

por baixo do colchão ou por meio de livros que você coloca debaixo dos pés da cama. Para que a criança não escorregue para baixo, acomode uma toalha enrolada abaixo do bumbum, fixando-a nas laterais do colchão. Alimente o bebê mais seguidamente e com porções menores. Em alguns casos o leite precisa ser engrossado. Convém você conversar com o pediatra a respeito. Se a criança tem cheiro ácido e ao mesmo tempo apresenta fezes aquosas, de aspecto verde-claro e com cheiro ácido, ajude com **Magnesium carbonicum D12**.

Alguns bebês costumam expelir o vômito num jato, passando por cima do ombro da mãe. A causa é um estrangulamento do músculo do piloro, que faz a comunicação entre o estômago e o duodeno; a abertura, nesse caso, é insuficiente e descoordenada. Às vezes uma série de refeições menores ajuda a melhorar o problema. Tente a medicação **Cuprum D30**, somente 3 glóbulos uma vez por semana (!).

Consulte o pediatra caso o bebê não aumente mais de 150 g por semana ou sofrer de vômitos agudos, eventualmente acompanhados de febre.

Doenças infecciosas e distúrbios digestivos

Infecção gripal com febre

Como explicado na introdução deste livro, a febre por si só não é doença, mas sinal de uma reação defensiva e positiva do corpo. Por isso, normalmente não deve ser suprimida. Fala-se em temperatura elevada aos 38°C; até os 38,5°C em febre baixa; a partir dos 39,5°C é considerada febre alta, baseada em medição pelo reto.

Crianças pequenas, em idade de jardim-de-infância, sofrem freqüentemente de infecção gripal com febre alta, pois agora, muito mais que antes, precisam confrontar-se com germes em seu ambiente, reagindo bem, na maioria das vezes. Quase sempre as infecções são causadas por vírus e transmitidas por gotículas expelidas ao falar ou tossir. Os antibióticos só combatem as bactérias, por isso em várias ocasiões são inócuos e sem sentido.

Importante

Toda criança com febre precisa ficar de cama; necessita de repouso e muita dedicação.
Se está inquieta, prepare-lhe uma xícara de chá de erva-cidreira.

Se a febre está subindo e o seu filho sente frio, agasalhe-o bem. Prepare-lhe um chá quente de flores de tília e sabugueiro, misturadas em partes iguais; coloque uma colherinha de chá bem cheia dessa mistura em 250 ml de água fervente, deixando o chá em infusão durante dez minutos e coando-o depois. Deixe o chá esfriar e misture com mel e suco de limão. Faça seu filho tomar bastante chá e dê-lhe algo leve para comer, mas só se ele pedir.

Só se deve tomar medidas para baixar a febre se a criança não consegue ingerir o suficiente, por estar enfraquecida pela febre alta. Isso é algo muito comum em se tratando de crianças pequenas. Como remédio para baixar a febre e suprir o líquido perdido, é

COMO RECONHECER E TRATAR DETERMINADAS DOENÇAS

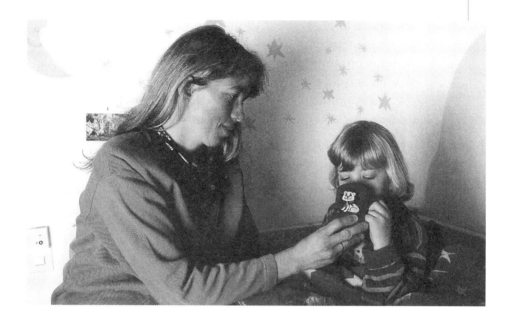

muito indicado aplicar um clister ou enema (lavagem intestinal). Encha um clister de borracha, comprado em farmácia, com água morna e uma pitada de sal. Essa solução deve ter o mesmo gosto de uma lágrima.

Ponha um pouco de creme sobre a ponta do clister e introduza-o com cuidado e bem fundo no reto, esvaziando-o com uma pressão forte sobre o balão. Lactentes recebem até 100ml de líquido, crianças pequenas até 200ml e crianças em idade escolar até 500ml. Se necessário, a lavagem pode ser repetida a cada seis horas. A solução salina é absorvida pelo corpo, baixando a febre e estabilizando o sistema circulatório.

O clister também traz alívio, quando a criança com febre alta não consegue dormir. É muito importante que a criança durma para restabelecer-se e para que os pais também se recuperem! Uma compressa ao redor da barriga da perna também traz sono, mas somente se as pernas ficarem bem quentes! Dobre um pano de algodão várias vezes, de acordo com o tamanho da barriga da perna da criança, molhe o pano com água morna e torça-o para que não goteje. Depois, enrole-o firmemente ao redor da perna e coloque por cima

HOMEOPATIA PARA CRIANÇAS

um xale de lã, mais estreito do que o pano para não irritar a pele. Faça o mesmo nas duas pernas e deixe as compressas aplicadas por dez minutos, ou até meia hora no máximo. Depois da segunda troca, deixe um intervalo maior para descanso.

A cada princípio de febre, resfriado ou infecção, medique em primeiro lugar com **Aconitum napellus D6**.

Quando é necessário chamar o pediatra

Ligue para o pediatra sempre que o seu filho estiver muito enfermo, não importa quais os sintomas que ele apresente! Nesse caso, não faça aplicações e não dê medicamentos nem supositórios contra a febre, pois o quadro sintomático pode ser alterado. Fale também com o pediatra:

- se o seu filho já estiver com febre alta por mais de três dias,
- quando se queixar de dor de cabeça ou de dores na coluna vertebral ao se inclinar para a frente,
- se aparecerem pequenas manchas vermelhas de sangue, acompanhadas de febre alta (chame-o imediatamente!),
- quando o seu filho vomitar seguidamente,
- quando a respiração for anormal,
- quando o estado geral da criança piorar a olhos vistos,
- e quando você se sentir insegura.

Não dê Aspirina a seu filho!

Começo de doença abrupto e forte

■ Continue medicando com **Aconitum napellus D6**, por enquanto, se a doença começou abrupta e tempestivamente e a febre tiver subido muito, geralmente acompanhada de calafrios. O paciente sente frio, tem sede e sua pele está pálida, quente e seca. Muitas vezes a criança se torna inquieta e temerosa. Em geral, Aconitum é recomendável no primeiro dia.

■ Freqüentemente, Aconitum é substituído por **Belladonna**. É típico que a febre suba repentina e violentamente, alcançando temperaturas muito altas. Mas nesse caso a pele fica vermelha, quen-

COMO RECONHECER E TRATAR DETERMINADAS DOENÇAS

te e úmida, transpirando ("evaporando"), enquanto pés e mãos podem estar frios. A criança fica agitada ou atordoada, com tendência a fantasiar. Mostra-se sensível à luz, ao barulho e ao toque e quase não tem sede. Se tiver dores, essas tendem a ser latejantes. A infecção é conseqüência de frio ou de insolação. No mínimo dez minutos após a 1ª dose de Aconitum pode-se dar Belladonna, caso o fator que desencadeou a infecção tenha sido o sol, ou se o início da doença não tenha sido muito recente e os sintomas sejam predominantemente os de Belladonna. Caso contrário, espere até que a febre tenha se estabilizado e a criança já não sinta frio e comece a suar antes de lhe dar Belladona.

Uma subida abrupta de febre, se bem que menos alta e repentina do que com relação aos primeiros dois remédios citados, e uma piora do estado durante a noite, também é típica do quadro medicamentoso dos três seguintes remédios:

■ O quadro medicamentoso que corresponde a **Chamomilla D6** é caracterizado por um processo em forma de acesso, alternando repentinos ataques de gritos com um relativo bem-estar. A temperatura também varia muito, havendo mudanças constantes entre sentir frio e suar. Cobrindo a criança ou não, fica difícil agradá-la, agora. Ela se mostra irritadiça, lamuriosa e não agüenta nem a si mesma. Sua pele, especialmente na testa, está quente e úmida, e muitas vezes uma das bochechas está vermelha. Muitas vezes, mas não só então, Chamomilla traz alívio durante a dentição.

■ Uma criança que fica hipersensível e com tendência à fraqueza, a ter falta de ar e a vomitar, diferentemente do seu comportamento "normal", é típica de **Ferrum phosphoricum D12**. A pele está seca e quente, enquanto os pés e as mãos estão frios. No rosto alternam-se palidez e vermelhidão, ou aparecem manchas vermelhas. Freqüentemente tornam-se palpáveis grandes e numerosos nódulos linfáticos. Apesar de febre alta e um estado geral comprometido, não se percebem sintomas de doença específicos para um determinado medicamento.

■ No caso de **Rhus toxicodendron D6**, a doença muitas vezes é provocada por umidade e frio, inclusive resfriamento depois de

HOMEOPATIA PARA CRIANÇAS

suar. A criança se apresenta inquieta, mas praticamente sem medo; parece antes aturdida. Sua língua está seca, com saburra, a ponta da língua está vermelha. Muitas vezes aparecem vesículas de febre nos lábios (*Herpes labialis*). Sofre também de dores musculares e nas articulações, que tendem a melhorar à medida que a criança se move. Com isso também se explica o sono muito inquieto, sintoma típico para este medicamento.

Começo de doença na parte da manhã, abrupto ou lento

■ No caso de **Eupatorium perfoliatum D6**, a doença também vem acompanhada de fortes dores musculares que, no entanto, penetram até os ossos, deixando a sensação de que todos foram esmagados.

A criança doente evita, portanto, qualquer movimento e sente-se pior pela manhã. Apesar da febre, sua pouco; antes, sente leves calafrios. Fica com muita sede. Às vezes sofre de enjôo, vomitando tudo, após o que se sente melhor. O que provoca a doença muitas vezes é o tempo frio.

Evolução lenta da doença

No caso dos dois medicamentos seguintes, a doença evolui lentamente, muitas vezes se arrasta por dias.

■ **Gelsemium sempervirens D12** é característico para um processo que se arrasta com febre intermitente; raramente a temperatura ultrapassa os 39°C. A criança fica com leves calafrios, constantemente sonolenta, fraca e trêmula, as pálpebras tendem a cair. O pior momento é à tarde. Apesar de parecer paralisada, inclusive psiquicamente, está irritadiça e prefere ficar sozinha. Chama a atenção o fato de que não sente sede, apesar de os lábios estarem secos.

O seu filho deve ter se resfriado com tempo abafado e mormaço, ou com uma onda de calor durante o inverno. Às vezes, os sintomas correspondem a uma gripe de verão.

COMO RECONHECER E TRATAR DETERMINADAS DOENÇAS

■ **Bryonia D6** é caracterizada pelo fato de que todos os sintomas pioram quando a criança se move, o que ela naturalmente passa a evitar. O humor da criança está ainda um pouco mais acentuado do que acontece com Gelsemium: ela se apresenta pouco amável, irritadiça e só quer ficar sozinha e em paz.

> ### Nossa dica
>
> Ao manter os pés da criança quentes e dar-lhe de beber muito líquido, você acelera sua recuperação. Providencie também vaporizações com camomila e um medicamento apropriado para o nariz.

No mais, tende à constipação, apresenta lábios secos e rachados e sente muita sede de água fria. Sente-se melhor ao ar livre.

■ Caso você tenha dificuldade de decidir qual dos dois remédios deve dar, medique a criança com *Gelsemium comp.* (Wala), três vezes ao dia.

■ *"Preventivamente"*, no último momento, por assim dizer, você poderá ministrar-lhe **Camphora**, se o seu filho tiver brincado por muito tempo no frio, estiver com pés e mãos frias e procurando uma fonte de calor. Talvez se sinta aflito e com medo, precisando espirrar seguidamente. Prepare-lhe imediatamente um escalda-pés, com aumento gradativo de temperatura, e um chá quente. Ponha a criança na cama, com meias e uma bolsa de água quente, e dê-lhe 3 gotas de Camphora D1, quatro vezes, a intervalos de 15 minutos.

Infecção das vias respiratórias

As vias respiratórias superiores representam uma freqüente porta de entrada para agentes patogênicos. Para barrar essa invasão, as vias são providas de muito tecido linfático, que cumpre essa importante função.

Resfriados que afetam o nariz

Em si, o resfriado nasal constitui mais um incomodo do que um perigo iminente. Mesmo assim é sintoma de que o estado de saúde foi afetado e precisa ser observado. A inflamação nasal surge

HOMEOPATIA PARA CRIANÇAS

quando, por um estímulo externo, por exemplo o clima frio, os mecanismos de defesa são debilitados em local mais suscetível, no caso, as mucosas do nariz. Por ali vírus e bactérias podem então penetrar. O corpo tenta livrar-se dos invasores, reagindo à infecção por meio de inchaço, vermelhidão, secreção, dor.

Nos casos em que bebês e crianças menores são afetados, uma vaporização é muito arriscada, pelo perigo de se queimar com a água quente. Ponha então a panela, com muita água fervente e 1 a 2 colheres de sopa de flores de camomila, junto à cabeceira do berço — naturalmente fora do alcance da criança!

Só em idade escolar a criança pode fazer vaporização diretamente sobre uma bacia, com uma toalha cobrindo-lhe a cabeça. Nesse caso, o calor que o vapor produz deve ser suficiente apenas para manter agradável a respiração pelo nariz.

As gotas para o nariz podem ser de uma solução isótona de sal de cozinha (0,9%). Aspire-as com uma seringa. Transfira para um frasco que tenha uma pipeta para o nariz (limpe diariamente o frasco, com água fervente) ou, melhor ainda, para uma embalagem com *spray*. A secreção pode ser assoada ou retirada com um aspirador nasal. Cuide para que a criança, ao assoar-se, não exagere na pressão nem o faça com a saída bloqueada! A partir dos 5 anos de idade, a criança pode aprender a usar uma ducha de nariz, da Siemens (à venda em farmácias). Ela é ótima para limpar a mucosa e os pequenos orifícios que levam aos seios da face, prevenindo a sinusite.

Pomada de pantenol, aplicada antes de dormir dentro e ao redor de cada narina, alivia e acalma a mucosa irritada.

Corrimento nasal

■ Dê ao seu filho **Aconitum D6**, se a coriza tiver começado repentinamente e o nariz estiver vermelho, quente e inchado internamente, e se a secreção aquosa lhe parecer quente.

■ Se a coriza tiver começado repentinamente, mas com o nariz parecendo latejar, com pressão na cabeça e algum torpor leve, dê **Belladonna D12**.

■ Em caso de coriza aquosa, o uso de **Arsenicum album D12** é indicado, se a secreção provocar assadura ao redor do nariz e no lá-

COMO RECONHECER E TRATAR DETERMINADAS DOENÇAS

bio superior. A comichão produzida no nariz, vermelho e quente, provoca espirros freqüentes. A criança está com frio e medo, procurando alguma fonte de calor. Com o frio, sente-se pior.

■ Também **Allium cepa D6** é indicado contra a coriza líquida que irrita a pele. Mas o típico nesse caso é que a criança se sinta melhor fora, no frio, e tenha olhos levemente avermelhados e lacrimejantes.

■ Se o estado dos olhos avermelhados e irritados é muito forte, lacrimejando e ardendo muito, dê-lhe **Euphrasia D4**. Muitas vezes esse estado leva a criança a evitar a luz. A secreção é abundante, mas não irrita. Em geral, a criança se sente pior no frio.

Nariz entupido

■ O adequado é usar **Nux vomica D6**, se a criança estiver especialmente friorenta e irritada, se à noite e em contato com o ar frio o seu nariz entupir, mas durante o dia e no quarto quente a secreção for líquida. Qualquer comichão pode provocar espirros fortes.

■ Uma secreção com longos filamentos amarelos viscosos e espessos ou que entope o nariz, formando cascas grossas e duras, é característica para **Kalium bichromicum D6**. Freqüentemente a doença evolui com tosse e dor de cabeça concentrada na testa, o que é indício de que os seios da face também estão afetados.

Secreção nasal com pus

■ Na indicação de **Pulsatilla D12**, o nariz fica entupido durante a noite e no quarto quente, mas de manhã passa a correr com secreção espessa e amarelada. A criança chorosa, fica "grudada" na mãe e prefere estar ao ar fresco.

■ **Hepar sulfuris D12** traz alívio, quando a criança tem a tendência de desenvolver rinite com secreção viscosa e amarelada, em contato com o ar frio. Sente-se melhor com o calor úmido. Há o perigo de que a inflamação purulenta se estenda ao ouvido, aos brônquios ou aos seios da face.

■ Ao notar que a secreção amarelo-esverdeada e o suor que o seu filho tem à noite, apresentam cheiro desagradável, você pode administrar-lhe **Mercurius solubilis D12**.

Inflamação dos seios da face (sinusite)

Desenvolve-se no decorrer de uma coriza ou logo que germes penetram nos seios da face ou são empurrados orifícios adentro pela pressão (ao assoar-se, por exemplo). Os germes causarão o inchaço das mucosas lá dentro e nos orifícios, acumulando secreção. O resultado será uma dor de cabeça surda, com pressão interna na testa ou por trás das paredes ósseas nas faces. Bastarão umas leves batidas na área afetada para localizá-la.

Gotas para o nariz têm um bom efeito nesse caso ou duchas dentro das narinas com solução de sal de cozinha (0,9%). Eventualmente recomenda-se vaporização com camomila ou escalda-pés em que aos poucos se aumenta a temperatura da água. É muito importante manter a cabeça e o rosto agasalhados e, depois da cura, não expô-los a correntes de ar durante pelo menos duas semanas. Portanto, não deixe seu filho andar de bicicleta nesse período.

■ Dê **Aconitum D6**, logo no início do caso, em especial se a infecção tiver evolução violenta.

■ **Belladonna D6** alivia dores de cabeça muito fortes e latejantes.

■ **Hepar sulfuris D6**, em caso de nariz entupido com secreção abundante, de cor amarelo-esverdeada, e quando houver grande sensibilidade ao frio.

■ **Kalium bichromicum D6**, em caso de muco amarelado denso, eventualmente crostas que sangram, voz fanhosa e sensação de inchaço.

■ **Arnica D12**, se, no resfriado com secreção nasal purulenta, as dores nas faces forem muito acentuadas e houver sensível baixa no sistema circulatório.

■ **Silicea D12**, quando se tratar de crianças do tipo delgado, delicado, meigo, suscetível, que apresentem tendência a sinusite crônica.

■ **Luffa D6**, quando o nariz estiver entupido, eventualmente com crostas ensangüentadas, com dor de cabeça forte, especialmente pela testa, e propensão geral ao cansaço e à apatia.

■ **Cinnabaris D6** é recomendável, quando os sintomas de secreções de mau cheiro corresponderem aos de Mercurius solubilis, mas, além disso, houver dor de cabeça, sensibilidade do nariz ao toque e uma sensação de pressão na base do nariz.

COMO RECONHECER E TRATAR DETERMINADAS DOENÇAS

Muitas vezes se percebe um fluxo de muco viscoso e de mau cheiro na garganta.

Caso a sinusite não melhore dentro de dois dias ou a febre e as dores forem de causar preocupação, entre em contato com o médico. Caso o seu filho sofrer repetidamente de infecções desse tipo, recomenda-se uma terapia de constituição geral.

Tosse e bronquite

A tosse se origina de uma irritação das mucosas das vias respiratórias. Ela tem a função de afastar o que estiver causando essa irritação. Portanto, a tosse é útil para expulsar partículas de pó ou de muco, por exemplo, além de germes patogênicos. Por isso, não deve ser suprimida. Caso contrário, partículas, muco e germes chegarão aos pulmões, onde podem provocar infecções graves. A formação de muco faz parte do mecanismo de defesa e apóia a expulsão dos agentes patogênicos, que em geral são vírus. É necessário apoiar esse sistema defensivo, sem suprimi-lo pelo uso de xaropes convencionais. Um produto que tem esse efeito de apoio é, por exemplo, o xarope de **Pulmonium** (Wala).

De efeito calmante e benéfico às mucosas é também o ar com alto índice de umidade. Portanto, ponha uma panela com água em evaporação junto à cabeceira do seu filho e pendure panos úmidos acima e ao redor da cama. Não adicione à água ingredientes que contenham mentol, pois costumam irritar as mucosas. Nos primeiros três anos de vida também a hortelã deve ser evitada para inalações e como chá, por ser muito forte. Seu uso pode fazer a criança sentir-se sufocada! É preferível você pôr uma gotinha de óleo de alfazema sobre o travesseiro ou passá-lo no peito da criança. É bom lembrar que o leite de vaca favorece a formação de muco. Por isso, no caso de tosse, é preferível substituir o leite por chá. Crie motivações para o seu filho tomar a maior quantidade possível de líquidos, a fim de tornar o muco menos espesso.

Como **chá contra tosse**, a mistura descrita a seguir comprovou ser eficiente. Misture em partes iguais: Raiz de malva (*Radix Althaeae*), frutas de rosa silvestre (*Fructus Cynosbati*), unha-de-ca-

Nossa dica

Quando a tosse não der trégua e virar tormento, produzindo muito muco, uma compressa aplicada no peito, com coalho de leite (ricota) ou banha de porco aquecida, poderá operar milagres.

valo (*Folia Farfarae*), tanchagem (*Herba plantaginis lanceolatae*) e tomilho (*Herba Thymi*).

Ponha uma colherinha de chá dessa mistura em 250 ml de água fervente e coe o chá depois de dez minutos de infusão. Deixe esfriar e dê o chá ao bebê, às colheradas. Crianças maiores podem tomar de 3 a 4 xícaras no decorrer do dia. A partir dos nove meses de idade, adoce o chá com mel.

As substâncias contidas na cebola também trazem efeito sedativo para a tosse. Misture uma cebola bem picada com a mesma quantidade de mel. Dessa mistura, a criança recebe 3 vezes ao dia 1/2 a 1 colherinha de chá, pura ou com chá.

Para o tratamento homeopático da tosse, existe grande variedade de remédios. Os aqui indicados são os mais importantes e mais usados. Procure encontrar qual é o mais adequado para o seu caso.

Se a tosse vier acompanhada de febre, são indicados também os remédios descritos sob "Infecção gripal com febre". Por favor, não fique decepcionada, mas, se os seus esforços não derem resultado convém você consultar um especialista. Ele lhe confirmará que tratar da tosse por meio de homeopatia é relativamente difícil.

Tosse seca

■ Dê ao seu filho **Aconitum D6**, se ele sofrer de tosse constante, penosa e seca. Os acessos de tosse são breves, fortes, como latidos, e vêm acompanhados de medo e inquietação. A tosse começa repentinamente, em geral com frio seco. A criança tem muita sede e se queixa de uma sensação de ardência ou aperto na garganta. No peito também pode haver essa sensação de secura, calor e aperto. Durante a noite a tosse se agrava, especialmente ao redor da meia-noite. Melhora com ar fresco.

■ Se a tosse for forte, rouca e com latidos, acompanhada de dores por trás do esterno, é indicado o uso de **Bryonia D6**. As dores são descritas como agudas e cortantes, como de uma "ferida". E ao tossir, a criança segura o peito com as duas mãos. Durante o dia,

COMO RECONHECER E TRATAR DETERMINADAS DOENÇAS

quando ela se movimenta, por influência de calor e da ingestão de comida e bebida, tudo piora. Só melhora ao tomar água fria, que a criança fica pedindo em grande quantidade.

Às vezes há dor de cabeça. A criança sempre se mostra resmungona, "chata" e prefere ficar descansando num quarto fresco. Atenção: Isso pode ser indício de pneumonia!

■ Quando a tosse começa de repente, com acessos violentos e convulsivos, **Drosera D6** pode trazer alívio. Os acessos são tão freqüentes e tão penosos, que a criança começa a suar; eventualmente ameaça regurgitar e vomita a refeição anterior. Seu rosto pode ficar azul-avermelhado. Crianças maiores sentem ter "migalhas" na garganta. Drosera é o remédio mais indicado para a tosse de recém-nascidos e lactentes. A tosse é pior depois da meia-noite e da ingestão de bebidas frias. Piora, imediata ou gradativamente, depois de a criança se deitar. Melhora com o ar fresco.

■ Se a tosse for irritante, quase permanente, espasmódica, seca, em forma de latidos, geralmente à noite, dê **Rumex D4**. A criança sente cócegas, como se lhe passassem uma pena dentro da garganta. Sente como se a tosse estivesse queimando ou causando uma ferida. Muitas vezes também fica rouca, tem coriza e acessos de espirros. Ao tocar a garganta e especialmente com o frio, tudo se torna pior. É típico que a criança puxe o cobertor por cima da cabeça.

■ Se tudo começar com uma secreção nasal aquosa que acaba em bronquite, é bom usar **Sticta pulmonaria D4**. A tosse é seca, como latidos, ocorre mais ao anoitecer ou durante a noite e ao deitar. Garganta e faringe dão a sensação de estarem secas. A criança está muito sensível ao ar frio.

■ **Phoshorus D6** ajuda, se a tosse for forte e provocar cócegas, virando um tormento. A tosse pode ser seca ou produzir um escarro amarelado, eventualmente com filamentos de sangue. A criança se queixa de dores ardentes e uma sensação de aperto, como se houvesse um peso comprimindo o seu peito. O que chama a atenção é seu desejo por bebidas geladas. Está exausta, e a sua voz pode tornar-se rouca ou muito fraca. Calor e carinho trazem melhoras. Mas mudanças de temperatura pioram o seu estado.

Tosse ruidosa, com secreção abundante

■ Dê **Ipecacuanha D6**, se a tosse for arquejante, com ruídos, eventualmente com assobios, acompanhada de ânsia de vômito ou vômitos. Na própria respiração podem-se ouvir os ruídos causados pelo muco, mas a tosse não é produtiva e cansa a criança até à exaustão. Ela fica pálida e mal-humorada.

Sente-se pior ao anoitecer e durante a noite. Melhora ao ar fresco. Estranhamente, não há saburra na língua. Observe atentamente o seu filho e a tosse dele. Consulte um médico;
■ se o seu filho sentir falta de ar,
■ se a respiração for ruidosa e irregular ou acelerada e precipitada,
■ se tiver dor ao inspirar,
■ se tiver febre alta,
■ se ficar rouco, perder a voz ou escarrar sangue,
■ se chegar a vomitar várias vezes ao tossir, especialmente após as refeições,
■ se existir a possibilidade de ter "engolido" um corpo estranho,
■ se o seu estado geral piorar ou se estiver constantemente cansado e confuso,
■ se dentro de duas a três semanas a tosse não tiver melhorado,
■ se você se sentir insegura.

Tosse de crupe diftérico (falso)

As características da síndrome de crupe são: tosse típica, como latidos, rouquidão e até afonia, falta de ar, inspiração ruidosa, além de grande desassossego e agitação. Pode ser causada por vírus. Nesse caso, desenvolve-se a partir de uma infecção gripal com febre mais ou menos alta. Pode também surgir, apesar de a criança estar com saúde, em decorrência de um inchaço das mucosas, sem infecção. Os fatores responsáveis variam: por exemplo, uma diátese atópica (reação alérgica, ver glossário), uma mucosa hipersensível e/ou fatores ambientais (poluição do ar). Somente em caso de infecção viral existe perigo de contágio por meio de gotículas ou pelas mãos.

A medida mais importante é você mesma manter uma atitude calma e refleti-la para a criança. No mais, ar fresco e úmido faz

COMO RECONHECER E TRATAR DETERMINADAS DOENÇAS

bem. Por isso, sente-se com a criança perto de uma janela aberta ou pendure panos úmidos ao redor dela.

■ Além disso, ministre 3 a 5 glóbulos de **Aconitum D6** e **Spongia D4**, a cada dez a quinze minutos, alternando os medicamentos, até que haja melhora.

■ Na maioria dos casos, **Spongia** é muito indicado. Traz alívio, em caso de a tosse ser penosa, seca, como latidos, e soar como oca. Esse tipo de tosse costuma ocorrer especialmente ao despertar, mas depois continua. A criança está rouca e tem necessidade de pigarrear. É preferível que a criança fique deitada, com a cabeça elevada. A ingestão de alimentos e bebidas frias piora a condição da criança.

Importante

Por segurança, nesse caso convém fazer contato com o médico. Mas é provável que, ao examiná-la, ele já encontre a criança ligeiramente melhor.

Mesmo que já tenha experiência com acessos de crupe, você deve informar o médico imediatamente,

■ se não houver melhora,

■ se a febre for alta, ou

■ se tiver dor e problemas ao engolir e se a fala soar enrolada e imprecisa.

Dor de garganta e angina

Crianças pequenas muitas vezes nem sabem identificar uma inflamação de garganta, ou se queixam de dor de barriga, sinal de que os gânglios linfáticos nos intestinos participam da reação. Por isso, ao perceber no seu filho sintomas de dor de barriga, de abatimento ou febre, é bom não se esquecer de dar uma olhada também na garganta. Mas uma infecção dos ouvidos (otite) ou da bexiga (cistite) também podem começar dessa forma. Talvez você consiga verificar, com uma lanterna, se as amígdalas estão inchadas ou vermelhas. Apalpe suavemente o pescoço e a região sob o maxilar inferior para sentir se os gânglios linfáticos estão inchados. Em todo caso, vista o seu filho com um xale de seda ou um pulôver com gola rulê, pois o agasalho ajuda na reação de defesa do corpo. Mas se o processo inflamatório já estiver em pleno andamento, acompanhado de fortes dores, uma compressa no pescoço será benéfica (veja acima).

Prepare um chá fraco de sálvia, com meia colher de chá de sálvia em 250 ml de água quente. Coe após cinco minutos de infusão e motive o seu filho a fazer bochechos de hora em hora com

HOMEOPATIA PARA CRIANÇAS

esse chá. Se ele quiser, pode engolir em seguida, ou tomar o chá em goles pequenos.

O pequeno paciente precisa beber muito líquido. Lembre-se de que bebidas contendo ácido, como suco de laranja, podem provocar irritação. Para comer, a criança terá pequenas porções de sopa e de alimentos macios.

A umidade alta do ar, em especial no quarto de dormir, também é benéfica à dor de garganta.

■ Dê **Aconitum D6**, quando tudo parece um vendaval. Lá fora, sopra um vento frio e seco que desencadeia uma dor de garganta repentina e violenta. A faringe e, eventualmente, também as amígdalas estão fortemente avermelhadas, dando a sensação de estarem secas e ardentes. A criança tem muita sede por água fria, mas engolir dói muito. Outras bebidas, às vezes, têm sabor amargo. Tudo piora ao falar, à noite e, especialmente, com calor. A criança está muito inquieta.

■ Com muito mais freqüência, no entanto, recomenda-se o uso de **Belladonna D6**. Você pode ministrá-lo quando há dores fortes, às vezes latejantes, que começam abruptamente e vêm acompanhadas de febre alta. Engolir dói muito, é quase impossível ingerir alimentos sólidos, e a criança também não está com sede. Todas as mucosas da garganta têm aspecto vermelho-claro. Em geral, as dores começam do lado direito, ou estão piores desse lado. Com calor e repouso o estado do paciente melhora.

■ Quando há dor de garganta lancinante, que pode irradiar até os ouvidos, dê **Apis D6**. A garganta dá a sensação de estar quente e inchada, por fora e por dentro, as mucosas da faringe e da garganta estão inchadas, de um vermelho transparente. Especialmente a úvula está inchada, a ponto de parecer um saquinho. Qualquer tipo de calor piora tudo, enquanto que ar fresco e bebidas frias trazem alívio. Apesar disso, a criança quase não tem sede.

■ Quando as mucosas da garganta se apresentam vermelho-escuras, as amígdalas estão inchadas e eventualmente a dor sentida ao engolir se estende até os ouvidos, **Phytolacca D4** é o remédio apropriado. Em geral, o lado direito é mais afetado. Ao mostrar a língua, ela dói. Bebidas frias aliviam as dores.

■ Seu filho precisa de **Lachesis D12**, quando as dores começarem do lado esquerdo ou quando depois de dormir estiverem piores e

COMO RECONHECER E TRATAR DETERMINADAS DOENÇAS

o calor tender a piorar tudo. O pescoço está muito sensível no lado externo, e a criança não vai permitir que ninguém a toque ou lhe ponha um xale! É impossível engolir saliva ou líquidos, se bem que líquidos frios poderiam trazer alívio. No entanto, quando a criança come, a dor tende a diminuir.

Nossa dica

No começo da dor de garganta, recomenda-se uma dose de **Aconitum**, e em seguida **Phytolacca** e **Belladonna**, alternadamente, até encontrar indícios claros para um outro remédio.

■ Quando as dores começarem do lado direito, ministre **Lycopodium D6**.

Em caso de amigdalite por ação bacteriana, mais rara, você precisará dos seguintes dois remédios. Mesmo assim, não deixe de consultar um médico!

■ Quando há dor de garganta com gânglios linfáticos nitidamente inchados, a língua apresentar saburra amarelada, e a criança sentir um gosto metálico na boca, tiver mau hálito e cheiro de suor, é recomendável dar **Mercurius solubilis D12**. Nesse caso, as amígdalas estão inchadas e apresentam um revestimento claro. A salivação torna-se mais abundante, em especial durante a noite. De manhã, o travesseiro costuma estar molhado.

■ A criança necessita de **Hepar sulfuris D12**, se tiver a sensação de ter um estilhaço ou uma espinha na garganta. As amígdalas estão inchadas e têm revestimento purulento. Agora, a criança necessita de muito calor, sente frio facilmente e quer estar bem embrulhada e abrigada por todo o corpo (!), especialmente na região do pescoço. Mesmo assim, não deixará ninguém tocar-lhe o pescoço. De um modo geral, está ranzinza e mal-humorada. Comidas e bebidas frias aumentam as dores (veja também "Escarlatina", p. 96).

Importante

As dores de garganta de crianças devem ser levadas a sério. Em caso de dúvida e se o tratamento dado por você não trouxer melhora dentro de 24 horas, consulte o pediatra. Chame-o também quando houver dor forte ao engolir, falta de ar, febre alta, em caso de dor de garganta crônica ou quando houver um surto de escarlatina no ambiente freqüentado pela criança.

Otite

A dor de ouvido pode começar de forma aguda, surgindo repentinamente e tornando-se fortíssima dentro de poucos minutos. Muitas vezes surge no contexto de uma infecção. Algumas crianças sofrem freqüentemente de otite, o que tem a ver com a sua anatomia, com pólipos crescidos, ou quando têm uma propensão a infecções, que se concentram nessa região. Na grande maioria dos casos, os agentes são vírus, porém, se a infecção persistir, bem pode acontecer que bactérias se instalem na região, uma vez que foi debilitada.

Nossa dica

Na dor de ouvido, uma compressa com cebola constitui um remédio verdadeiramente milagroso.

É importante diagnosticar e tratar uma otite na fase inicial.

No caso de crianças pequenas, isso pode constituir um problema. Lembre-se disso, se a criança, antes apenas um pouco resmungona ou resfriada, de repente começar a berrar inconsolavelmente, tocando sempre a orelha. Muitas vezes, a concha da orelha está muito quente e avermelhada, sem que isso tenha a ver com a criança estar a toda hora esfregando e puxando a orelha. No entanto, se estiver sentindo dor, ela não vai deixar você tocá-la! Se você tentar tocar ou até apertar o pequeno botão de cartilagem na entrada do duto auditivo, os berros aumentarão drasticamente.

Na medida do possível, prepare uma compressa com cebola, tão logo apareçam os primeiros sintomas de otite. É um autêntico remédio milagroso. Uma vez que você e seu filho tenham experimentado o efeito surpreendente dessa compressa, você vai desconsiderar o cheiro forte. Corte um quarto ou a metade de uma cebola em cubinhos minúsculos, enrole-os num lenço de tecido ou numa compressa de aproximadamente 7cm x 7cm; num dos lados deve haver somente uma camada de tecido. Ponha esse lado da compressa sobre a orelha, fixando-a com um pano ou xale que você coloca sobre a cabeça em diagonal. A criança deve ficar deitada com a orelha em que estiver sendo aplicada a compressa, sobre uma bolsa de água quente por meia hora. Dessa forma, a evaporação da cebola pode penetrar melhor no ouvido. Quando a criança

COMO RECONHECER E TRATAR DETERMINADAS DOENÇAS

for muito pequena, convém você pôr a bolsa de água quente sobre o seu próprio peito e fazer a criança encostar-se nele.

Depois, aspire óleo de melaleuca diluído — uma gota para dez gotas de azeite de oliva — em uma seringa, agite e injete uma gota no ouvido afetado, cobrindo-o novamente com um pano para manter o calor. Agora a criança deve ficar deitada sobre o ouvido sadio.

Para restabelecer a ventilação do ouvido médio, aplique cinco vezes ao dia gotinhas ou spray para o nariz, com solução (0,9%) de sal comum ou solução diluída de sal dos banhos térmicos de Ems. Irrigação ou inalação regular (ver "Resfriados que afetam o nariz", p. 53) também ajudam no processo.

Comece o tratamento homeopático com uma dose de **Aconitum D6**; depois de dez minutos, continue com um dos remédios a seguir.

■ Use **Aconitum D6**, quando a criança for acometida de dor violenta e repentina, depois de haver sido exposta a um vento seco e frio.

■ Agora, ela está inquieta e assustada, e sua orelha está avermelhada e quente. Durante a noite, tudo fica pior.

■ Ministre **Apis mellifica D6**, quando houver dor ardente e lancinante, seu filho gritar muito e tiver febre alta. As mucosas estão secas e vermelhas, mas a criança não tem sede. Chama a atenção que ela tenha aversão a tudo o que é quente, e anseie por ar fresco e compressas frias.

■ Dê **Belladonna D6**, quando a criança gritar e chorar, tiver a cabeça muito vermelha, estiver quente e febril, quando tiver muita sede e estiver irritadiça. As dores, já bastante fortes e chegando em acessos, aumentam com barulho, luz e correntes de ar.

■ **Chamomilla D6** traz alívio, quando a criança já está extremamente irritada por causa das fortes dores e não há nada que a acalme. Grita, vocifera, chora de raiva e atira a um canto todos os brinquedos que lhe são oferecidos. Não suporta ser tocada, mas acalma-se quando é carregada ao colo. Pode haver intervalos sem dor, como na Belladonna. Às vezes só uma das bochechas está quente e avermelhada.

HOMEOPATIA PARA CRIANÇAS

■ Se a otite se desenvolver lentamente, sem febre considerável e sem comprometer o estado geral da criança, só com inchaço ocasional dos gânglios linfáticos, o quadro corresponde a **Ferrum phosphoricum D12**. A dor é repuxante, acutilante ou latejante, mas (ainda) não tão forte como na indicação de Belladonna. Também se torna mais forte por influência de ar fresco e barulho. Esse remédio é especialmente apropriado no estágio inicial de uma inflamação (posteriormente talvez em combinação com Belladonna).

■ Se o seu filho estiver muito doente, apesar de bastante calmo e cooperativo ou se estiver choramingas e carente de carinho, o mais recomendável é **Pulsatilla D12**. A criança está com pouca febre e sente pouca sede, apesar da língua seca e saburrosa. Mesmo sentindo frio facilmente, recusa quartos aquecidos e aplicações mornas. A doença pode arrastar-se, e uma secreção amarelo-esbranquiçada escorrer do ouvido.

Nossa dica

A partir dos primeiros sintomas da doença, até que se tenha certeza de que se trata de otite, ministre gotas de "Otovowen" e **Apis/Levisticum** D3/4 (Wala), a cada hora, respectivamente.

■ Se a criança estiver especialmente sensível à dor, inquieta, assustada e friorenta, a indicação é **Arsenicum album D6**. Talvez de momento nem tenha febre e esteja muito sensível ao frio. Tem sede e pede aplicações mornas. Após a meia-noite, as queixas de dor são mais fortes.

Adicionalmente ao remédio escolhido por você, ministre 5 gotas de "Otovowen", com um pouco de água, cinco vezes no 1º dia, três doses diárias nos três dias seguintes, de preferência alterando ligeiramente os horários.

Há ainda muitos outros remédios que podem ser usados no tratamento de uma otite (veja sob "Febre" e "Resfriados que afetam o nariz"). Esses, porém, constituem em todos os casos um bom princípio de medicação, levando em conta a maior parte de reações possíveis dos pacientes.

No entanto, não confie demais em si mesma. Consulte o seu pediatra nos seguintes casos:

■ quando não houver melhora significativa dentro de 24 horas,
■ quando houver febre alta e dor forte,
■ cada vez que houver secreção do ouvido,

COMO RECONHECER E TRATAR DETERMINADAS DOENÇAS

- quando aparecer uma vermelhidão dolorosa na região dos ossos atrás da orelha,
- quando houver vertigens,
- quando a audição estiver comprometida,
- quando houver otite crônica ou otite recorrente.

No último caso indicado, torna-se necessária uma terapia de constituição geral da criança, além de um eventual tratamento de pólipos aumentados, caso impeçam a ventilação adequada do ouvido médio.

Enfermidades dos olhos

As infecções dos olhos podem ser muito dolorosas, além de contagiosas. Por isso, tome precauções para uma higiene muito rígida, especialmente se houver secreção purulenta.

Conjuntivite aguda

A inflamação da conjuntiva provém ou de uma reação alérgica, por exemplo a pólen, ou de uma infecção.

Amoleça as bordas grudadas das pálpebras com uma compressa embebida em chá de camomila morno aplicada sobre o olho afetado. Use uma compressa nova para cada olho e cada aplicação!

Recomenda-se como colírio para os olhos, em doses únicas, gotas de **Euphrasia**, quatro vezes ao dia, 1 gota em cada olho.

- Como remédio homeopático, o indicado é **Belladonna D6,** se a conjuntiva estiver inchada, de cor vermelho-clara e quando o doente estiver extremamente sensível à luz.

A inflamação é conseqüência de sol forte, correntes de ar ou frio úmido.

- No caso de pálpebras muito inchadas, dores lancinantes, uma conjuntiva fortemente avermelhada e lacrimejamento quente e ardido, ministre **Apis D6**. O frio é benéfico.
- Quando os olhos lacrimejarem e arderem constantemente, com necessidade de pestanejar, sensibilidade acentuada à luz, coriza

HOMEOPATIA PARA CRIANÇAS

branda e lágrimas ácidas, dê **Euphrasia D4**. Ar fresco e vento só pioram o estado.

■ Dê **Sinapis nigra D6**, se houver sensação de calor e ardência nos olhos, no nariz e na garganta e espirros seguidos (alergia).

■ Quando a secreção dos olhos for purulenta e amarelada, sem acidez, quando as pálpebras comicharem e arderem, fazendo com que a criança esfregue a toda hora os olhos, **Pulsatilla D6** traz alívio. O calor piora o quadro.

Nossa dica

Se você não estiver segura, poderá ministrar alternadamente, a cada meia hora, **Belladonna, Apis** e **Euphrasia**.

Também nesse caso, não confie demais em si mesma, no interesse da criança, e consulte o pediatra:

■ se as dores forem muito fortes,

■ se o tratamento usado não surtir efeito dentro de doze horas,

■ se houver suspeita de um corpo estranho no olho,

■ se uma inflamação leve ainda não tiver desaparecido depois de três dias ou voltar repetidamente.

Terçol

O terçol é uma inflamação bem delimitada na borda da pálpebra. Tente aplicar compressas mornas de chá de camomila. Na maioria das vezes, recomenda-se **Staphisagria D12**. Caso haja inflamação bem delimitada ou extensa na borda da pálpebra, com secreções cor de mel, use **Graphites D12**.

Sistema digestivo

Distúrbios do equilíbrio psíquico podem ter efeito sobre o sistema digestivo. Tente, pois, descobrir a causa. Um sistema digestivo saudável é condição importante para a prevenção de doenças.

Dor de barriga

Toda criança, mais dia menos dia, sofre de dor de barriga. Quanto menos idade tiver o seu filho, tanto mais atenção você deve dar à dor de barriga, pois a evolução pode não ser característica.

COMO RECONHECER E TRATAR DETERMINADAS DOENÇAS

Mais uma vez, sua capacidade de observação é importante! Quando e em que circunstâncias aparecem as dores, e como o seu filho se comporta nessa situação? Existem outros sintomas? A criança está mal, de um modo geral? Nesse caso, dirija-se imediatamente ao pediatra! Observe ainda o que a criança comeu e quando teve a última evacuação.

Se a criança estiver bem, movendo-se normalmente, sem apresentar uma palidez que chame a atenção, pode tratar-se de uma espécie de "percepção exagerada do que se processa no estômago" (Soldner), especialmente se a criança tiver entre 3 a 5 anos. Não é indício nenhum de doença. Não dê remédio à criança; assim você estará lhe mostrando que ela está com saúde.

Distúrbios na região abdominal muitas vezes sinalizam uma alimentação errada. Pode tratar-se de uma alimentação inadequada à idade, pois muitas vezes dão-se certos alimentos muito precocemente. Também pode ser a quantidade inapropriada ou a combinação errada de alimentos. Todo excesso contínuo leva à sobrecarga crônica dos órgãos digestivos. Uma alimentação unilateral debilita a criança. Quantidades excessivas de açúcar e gordura deixam a criança cansada e indolente, além de modificarem a flora intestinal, tão importante em sua função defensiva. Praticamente 70% do sistema imunológico humano encontra-se no intestino. Isso explica por que muitas crianças, no caso de um distúrbio das vias respiratórias, por exemplo, se queixam de dor de barriga. É que nessa oportunidade também os gânglios linfáticos estão trabalhando à toda e aumentando de tamanho, o que pode causar dores difusas. Nesse caso, o melhor é dar alívio mediante uma alimentação leve.

> ## Importante
>
> Lembre-se de que crianças pequenas chamam todas as dores que aparecem no tronco de "dor de barriga", projetando-as no seu umbigo.

No entanto, as dores podem também ser uma reação direta a um alimento deteriorado ou indigesto. Nesse caso, o intestino tenta livrar-se dele e não se deve impedir isso. É melhor ajudá-lo com a aplicação de um clister com efeito levemente purgativo: pode ser um clister de pronto uso ou um contendo 2 colheres de chá rasas de sal em 250ml de água morna (veja a quantidade indicada sob "Febre").

HOMEOPATIA PARA CRIANÇAS

A não ser em caso de diarréias fortes, recomenda-se esse tipo de clister para toda e qualquer dor de barriga, desde que o clister seja aplicado o quanto antes, ou seja, dentro das primeiras duas ou três horas. Muitas vezes, trará alívio e até a cura. Mas se o caso não for esse, ao menos o pediatra terá mais facilidade para examinar a barriguinha, já que você necessitará consultá-lo, se não houver melhora.

Importante

Observe também se há evacuação com sangue ou muco sangrento. Verifique se a criança prefere ficar no colo, sossegada e sem qualquer movimento seu ou dela própria, e se a sua reação é muito sensível a todo tipo de trepidação. Nesse caso, dirija-se à clínica (infantil). O mesmo vale para uma temperatura que passe dos 38,5°C.

Em todas as idades, a dor de barriga pode ter origem psíquica (ver "Cólicas dos três meses" e "Compressas na barriga", pp. 45 e 33). Mas só se pode concluir que esse seja o diagnóstico depois de qualquer causa orgânica, entre outras uma infecção dos rins (nefrite), ter sido excluída. É preciso levar a sério esse tipo de dor de barriga psicossomática e procurar eliminar a causa.

Um **chá para dor de barriga**, comprovadamente eficiente, é preparado com uma mistura, em partes iguais, de flores de camomila, folhas de erva-cidreira e sementes de erva-doce. Caso o seu filho lhe peça uma bolsa de água quente para aliviar a dor de barriga, faça isso. Se ele recusar a bolsa térmica ou essa fizer piorar a dor, é possível que se trate de uma apendicite. Nesse caso, a criança precisará de um exame médico e toda aplicação quente deve ser suspensa!

■ Entre os remédios homeopáticos indicados provisoriamente, está **Colocynthis D6**. Alivia cólicas abdominais e gases intestinais que surgem intermitentemente. Deitar-se de barriga para baixo, causa alívio, pois traz pressão e calor sobre a barriga. Crianças maiores se contorcem, dobrando-se para a frente. O mesmo remédio é indicado para cólicas menstruais de meninas na puberdade.

■ **Chamomilla D6** é especialmente bom para bebês hipersensíveis, que berram furiosamente e não querem ser tocados, mas carrega-

COMO RECONHECER E TRATAR DETERMINADAS DOENÇAS

dos pelo quarto. Crianças maiores preferem passear com a mãe. Muitas vezes uma das bochechas está quente e vermelha. Há melhora com calor ou quando a criança se inclina para a frente.

■ **Magnesium carbonicum D6** ajuda crianças com um sistema digestivo indolente. Especialmente depois de ingerir leite, essas crianças sofrem de cólicas e, quando berram, seu suor tem cheiro azedo.

Se a dor de barriga vier acompanhada de febre alta, vômitos ou diarréia, todos os remédios indicados nos respectivos capítulos podem ser usados.

Enjôo e vômito

O vômito geralmente é conseqüência de um erro de alimentação. Pode ter havido ingestão de um alimento vencido ou contaminado por germes, ou o estômago foi sobrecarregado. Às vezes a causa também é de natureza psíquica e precisa ser tratada na raiz (com relação ao enjôo de viagem, ver "Viajando com crianças — enjôo de viagem").

Em todo caso, o vômito propriamente dito não é a doença, mas apenas uma reação do corpo a algum mal. Por meio do vômito, o corpo se livra de um alimento que o deixa enfermo, e por isso não deve ser suprimido. Depois de se ter aliviado, o mais que se pode fazer, é ajudar o organismo a recuperar o equilíbrio.

A medida terapêutica mais importante é suspender temporariamente e por completo qualquer alimentação, para aliviar o sistema digestivo. Isso significa dieta a zero, em que você deve ministrar, às colheradas, somente o soro fisiológico. É claro que essa medida só pode ser mantida por pouco tempo — mais curto, quanto menor for a criança. No caso de um bebê, o jejum dura até duas horas. Depois disso, volte a amamentá-lo com quantidades pequenas, ou dê-lhe o leite a que estiver acostumado, diluído pela metade com soro fisiológico.

Se a criança não assimilar bem essa mistura, passe a dar-lhe por um tempo leite de arroz, um produto industrializado exclusivamente de arroz que, devido à modificação química, tem gosto adocicado como o leite materno, mas contém menos proteína e gordura. Por isso, só pode ser dada ao bebê por um ou, no máximo, três dias, como alimento exclusivo, para evitar os sintomas de deficiência que ocorrem numa dieta desse tipo. Se o bebê já estiver acostumado a outros alimentos, além do leite, você pode dar-lhe creme à base de arroz ou de cenoura, cozida com muita água e depois coada.

Bebês maiores devem ficar sem alimentação por três a quatro horas. A alimentação é reiniciada com caldinho e cereais em flocos, arroz e cenoura cozida, além de maçã finamente ralada.

Algumas horas depois do último vômito e depois da ingestão exclusiva de chá, crianças pequenas e maiores podem chupar e mastigar um pedaço pequeno e limpo de limão sem agrotóxicos. Isso acalma os nervos do estômago. Em seguida, comece a alimentar a criança outra vez com chá, pão torrado e palitinhos salgados, arroz ou batatas cozidas com cenoura ou abobrinha, com um mínimo de sal e nenhuma gordura. Crianças com mais de 3 anos excepcionalmente também podem tomar uma coca-cola em temperatura ambiente, sem gás e misturada com a mesma quantidade de chá de camomila, acompanhada de palitinhos salgados.

Às vezes podem ocorrer vômitos muito fortes e seguidos, aparentemente incontroláveis, apesar da ausência de alimentos e da ingestão de chá eletrolítico. Freqüentemente ainda se somam a diarréia e a febre a esse quadro. Nesse caso, a criança perde muito líquido e eletrólitos e gasta as reservas de açúcar. Você notará isso, quando as fezes tiverem cheiro de acetona. Para evitar que se chegue a essa condição perigosa, aplique a tempo um clister com água morna ou chá de camomila, acrescentando-lhe uma colherinha de chá rasa de sal por 500ml de água. A quantidade usada no enema depende da idade da criança (ver "Febre", p. 15). Como sal e água são assimilados através da mucosa do intestino, interrompe-se o círculo vicioso de vômitos intermináveis, e em geral, a criança melhora rapidamente.

Você pode acelerar o efeito dessas medidas com os seguintes remédios:

■ **Nux vomica D6**, depois de uma refeição muito pesada ou em quantidade excessiva ou indiscriminada quanto ao tipo de alimen-

COMO RECONHECER E TRATAR DETERMINADAS DOENÇAS

tos ingeridos, seguida de enjôo, arrotos e ânsia de vômito e, finalmente, de vômitos. A língua apresenta saburra amarelada. Com calor e repouso, tende a melhorar. A criança está muito sensível.

■ **Ipecacuanha D6** é aconselhável quando cada movimento piorar o enjôo e nem o vômito propriamente trouxer alívio. Característico é que a língua esteja sem saburra e a salivação seja abundante.

Os dois remédios Nux vomica e Ipecacuanha, inclusive ministrados alternadamente, mostraram ser muito eficientes no caso de vômitos agudos.

■ **Pulsatilla D6** ajuda, especialmente em caso de vômitos depois da ingestão de bolos, sorvete ou comida gordurosa, quando o enjôo permanece. A consistência da evacuação muda a toda hora. A criança não quer beber nada, mas prefere ficar ao ar livre. Está muito choramingas e carente de atenção.

■ **Antimonium crudum D6** é indicado quando o estômago está sobrecarregado, com sensação de pressão acompanhada de vômitos, e quando a criança recusa qualquer comida. A língua está com saburra grossa e branca. Pode haver constipação e diarréia, alternadamente. A criança está muito irritadiça e mal-humorada, não quer que ninguém a toque nem olhe para ela. O calor aumenta o mal-estar.

> ### Importante
>
> Se as suas medidas não surtirem efeito, a criança não retiver líquido nenhum e já tiver cheiro de acetona, necessita de tratamento médico imediato. Quanto menos idade ela tiver, mais perigoso se torna o vômito freqüente; muito rapidamente pode instalar-se a desidratação e haver um descontrole do sistema interno de sais minerais.

Diarréia

É normal que bebês amamentados ao seio sujem a fralda até seis vezes por dia; não se trata de diarréia, desde que a consistência das fezes não mude e as crianças aumentem de peso.

No caso de diarréias, a evacuação é mais freqüente e diferente da evacuação normal: são fezes aquosas e com muco. Muitas vezes, são provocadas por alimentação inadequada, como refeições baseadas num só grupo de alimentos ou pesadas, ou uma mistura inapropriada de alimentos, como acontece nas festas infantis. Pode ser suco de maçã em excesso, ou ainda alimentos indigestos.

HOMEOPATIA PARA CRIANÇAS

Importante

Cumpra à risca as prescrições de dieta dadas pelo pediatra. Problemas com enzimas são raros e devem ser tratados pelo pediatra.

Existem os casos especiais em que leite e farinha são indigestos. Se você tiver essa suspeita, precisa esclarecer o problema com a ajuda de um médico, especialmente se houver suspeita de intolerância a farináceos ou alergia a amidos (celiaquia), mas também se for intolerância ao leite de vaca ou a outras substâncias. No caso de intolerância a determinados alimentos, torna-se necessária uma dieta prolongada, às vezes por toda a vida, para manter a mucosa do intestino sadia.

Deslizes menores de dieta também são prejudiciais, pois destroem a flora intestinal, debilitando assim o sistema imunológico da criança. Pense nisso, se o seu filho sofre de infecções freqüentes, e não somente do sistema digestivo. Nesse caso, diminua o consumo de açúcar, farinha branca e gorduras animais. Em vez disso, use frutas, verduras e produtos integrais de cereais. Os agentes que costumam causar a diarréia são vírus, mais raramente bactérias, que, por meio de alimentos contaminados, mãos ou chupetas sujas, chegam ao organismo. A diarréia também é apenas uma reação defensiva do corpo, que trata de livrar-se dos germes patogênicos o quanto antes. Por isso, não deve ser suprimida.

A medida mais importante é uma dieta que vise substituir todo o líquido eliminado, aliviando ao mesmo tempo o intestino. Em caso de diarréia, comece primeiro com um chá levemente adoçado, de folhas de amora preta (*Rubus fructuosus*) ou mirtilo (*Vaccinium myrtilus*); não dê nada de comer a seu filho nas duas a seis horas seguintes. Crianças a partir dos 6 anos também podem tomar chá preto, após infusão de pelo menos quatro minutos.

Em caso de diarréia e cólicas provocadas por gases, é útil ministrar **Bolus alba comp.** (Wala): dissolver 2 colherinhas rasas do pó numa xícara de água, que a criança passa a beber ao longo do dia.

O ideal seria que no início e no decorrer de uma doença gastrointestinal você pudesse pesar o seu bebê, para fazer uma estimativa melhor da perda de líquidos. Quando a diarréia for constante e a criança se mostrar abatida, essa perda pode representar no mínimo 50ml por quilo de peso corporal, ou seja, cerca de

COMO RECONHECER E TRATAR DETERMINADAS DOENÇAS

270ml nos bebês de três meses, 350ml em crianças de seis meses e 550ml em crianças de um ano. Você precisa repor essa quantidade de líquido, pouco a pouco, durante as seis horas seguintes. Como, no caso de diarréia constante, há perda significativa de sais minerais, além de água, e como o corpo só consegue absorver esses sais e água se o fizer juntamente com glicose, as três substâncias precisam ser ministradas na proporção correta!

Para esse fim, o melhor é usar misturas já preparadas de açúcar e sal (soro fisiológico glicosado, produto pediátrico encontrado nas farmácias). Para lactentes a partir de quatro meses também são recomendáveis soluções contendo moléculas maiores de hidrato de carbono, que só lentamente são transformadas em açúcar.

Bebês amamentados

Crianças que são amamentadas recebem a cada duas horas uma pequena porção de leite materno e, no intervalo, uma colher de chá com soro fisiológico. A partir dos seis meses, recebem depois de seis horas adicionalmente creme à base de arroz (ou cenoura) peneirado. Se já estão habituados a outros alimentos, a reintrodução de comida é feita como descrita a seguir.

Bebês não amamentados

Até os quatro meses de idade e na proporção da idade, bebês não alimentados ao seio recebem, durante duas a seis horas, somente soro fisiológico, ou seja, dentro de seis horas a quantidade suficiente para repor a perda de peso. Depois, passam a ganhar sua refeição costumeira de leite, mas diluída com duas partes de água. Se a criança a suportar bem, a diluição diminui para 1:1 e depois duas partes de leite para uma de água. Caso haja intolerância, pode-se dar provisoriamente leite de arroz.

A partir do quarto mês, o bebê recebe por seis horas solução eletrolítica e/ou papinha peneirada de arroz ou cenoura bem cozida. Depois, recebe também leite diluído e, depois de doze horas, purê de cenoura sem açúcar, sal ou gordura, ou maçã crua, ralada. Mais tarde, pode comer uma banana amassada e batida. Depois de um dia, já pode comer, além desses alimentos, arroz, abobrinha e batatas amassadas.

Crianças pequenas e maiores

Crianças maiores de quinze meses deveriam abster-se por uns dias de leite e também de açúcar, para a recuperação da flora intestinal. Dê-lhe soro fisiológico e chá de camomila com torrada. No $2^{\underline{o}}$ e $3^{\underline{o}}$ dias, maçã, banana, arroz ou purê de batata, sem leite ou gordura, com cenoura ou abobrinha ou uma sopa com macarrão. A partir do $4^{\underline{o}}$ dia já se pode voltar a uma dieta normal leve. E lembre-se sempre: devagar se vai ao longe! É preferível esperar mais doze horas a recomeçar tudo em caso de recaída!

Importante

Em caso de diarréia, fale com o pediatra:

- imediatamente, se a criança tiver menos de seis meses,
- se houver sangue misturado às fezes,
- se a criança se negar a beber ou
- se estiver muito extenuada,
- depois de um dia, se a criança tiver menos de 1 ano,
- no máximo após dois dias, se ainda não houver melhora significativa.

E faça-o sempre que observar que a eliminação de urina é mínima!

Naturalmente, uma diarréia também pode ter origem psíquica e ser provocada, por exemplo, por agitação e nervosismo. Nesse caso, a prioridade será eliminar o que causa a diarréia.

■ A terapia pode ser apoiada por **Veratrum album D6**, quando diarréia aquosa e vômitos ocorrerem simultaneamente, causando enfraquecimento do sistema circulatório, eventualmente também cãibras nas pernas. A criança está pálida e pede um alimento que seja azedo. Recusa tudo o que for frio. Sua testa está coberta de suor frio.

■ Se houver diarréia abundante e explosiva, precedida por enjôo, dores e sons audíveis de movimentos intestinais, dê **Podophyllum D4**. As fezes estão aquosas ou viscosas, de coloração clara e mau cheiro. Após a evacuação, a sensação é de vazio e de desolada fraqueza, e a mucosa do reto pode virar-se para fora.

■ Em caso de intolerância a algum alimento, dê **Okoubaka D4**, duas vezes ao dia durante quatro a seis semanas. O mesmo remé-

COMO RECONHECER E TRATAR DETERMINADAS DOENÇAS

dio é dado para diarréia causada por alimentos deteriorados. Esse medicamento também precisa fazer parte da farmácia para viagens, pois ajuda no caso de problemas digestivos decorrentes de quaisquer doenças.

■ Dê **Arsenicum album D6**, quando as fezes estiverem bastante líquidas e com muco, indigeridas, saindo aos jatos; fezes que exalam muito mau cheiro, provocam assadura na pele ao redor do ânus e podem vir acompanhadas de vômitos. A criança está exausta e expressa grande necessidade de goles pequenos e freqüentes de água. Todo tipo de frio piora a condição.

■ **Chamomilla D6** tem efeito benéfico, quando a diarréia tiver cor esverdeada, como espinafre picado, com gases que

> ### Nossa dica
>
> **Veratrum album D6** é um remédio importante contra a cólera, que nas férias longe de casa ajuda a conter a diarréia muito forte e debilitante. Quando ocorrer diarréia aguda com vômitos, dê **Veratrum** e **Ipecacuanha D6**, alternadamente.

cheiram mal, como ovo podre, e provocam dor. A criança está furiosa e intratável, especialmente no período de dentição.

Quando as fezes, o suor e a criança toda tiverem cheiro azedo, use **Rheum D6**. A diarréia está espumosa e pastosa, a evacuação é acompanhada de cólicas dolorosas. A criança está inquieta e lamurienta. Muitas vezes a diarréia é causada pela ingestão de frutas verdes e pela dentição.

Em caso de diarréia causada por nervosismo (medo de exames), grande consumo de doces ou mudanças na alimentação, especialmente no desmame, dê **Argentum nitricum D6**. A criança necessita arrotar seguidamente, tem flatulência e evacua fezes aos esguichos.

Constipação intestinal

A constipação pode ter duas causas principais: A alimentação e a psique. Crianças pequenas e, especialmente, crianças em idade escolar, muitas vezes, retêm a evacuação, porque não têm tempo de ir ao banheiro. As fezes tornam-se duras, a evacuação é dolorosa e, justamente por isso, é retida, o que provoca dor de barriga. Muitas vezes, só é possível romper esse círculo vicioso com a aplicação de

HOMEOPATIA PARA CRIANÇAS

um clister. No entanto, deve ser uma exceção. Eduque o seu filho para que vá ao banheiro todo dia e regularmente, sempre na mesma hora e com toda a calma. E cuide para que receba uma alimentação rica em fibras.

Se for criança menor que sofre de constipação, examine bem, se não é você mesma que exerce uma pressão demasiadamente precoce ou forte para a criança sair das fraldas e ficar "limpa". Para a criança pequena, as fezes são parte dela própria, e evacuar no penico significa um presente que ela dá a você. Essa capacidade de entrega pressupõe certa maturidade e só pode funcionar sem que haja pressão.

Além disso, é essencial cuidar para que a criança receba líquido suficiente e sem açúcar, além de uma dieta rica em fibras. No intervalo das refeições, dê-lhe frutas frescas e antes da refeição principal, legumes e verduras cruas como cenoura, couve-rábano, ou frutas. Use a maior variedade possível de produtos integrais. O pão sueco integral crocante é muito bem aceito. Lembre-se de que flocos de aveia e a farinha ou flocos de cevada têm efeito laxante. Pelo mesmo motivo, substitua a banana pela pêra.

Lactentes que são amamentados com mamadeira e têm tendência à constipação, precisam tomar chá com uma colherinha de lactose entre as refeições, ou chá com 2 colherinhas de maltose (dosagem individual). Se o lactente já ingere outros alimentos, dê-lhe antes das refeições, de uma a três vezes ao dia, um pouco de pêra crua e ralada, ou um purê de arando fresco. Outra opção são as ameixas-pretas, figos ou tâmaras frescas ou secas e amolecidas em água.

Crianças em idade escolar devem tomar, sempre à noite, durante um determinado período, uma colherinha cheia de grãozinhos inteiros de linhaça e uma colherinha de lactose, tudo amolecido com um pouco de suco. Com isso, as fezes tornam-se mais macias e volumosas, passando com maior rapidez pelo intestino. Evite carne gorda e lingüiças.

Se a constipação já se instalou como um problema agudo, eventualmente causando fissuras internas e muito dolorosas no reto, aplique um clister durante dois a três dias e depois introduza

COMO RECONHECER E TRATAR DETERMINADAS DOENÇAS

no reto, durante dez dias, um supositório de **Mercuralis comp.** (Wala). Se o problema já persiste há mais tempo, é necessário realizar uma terapia de constituição geral da criança.

■ Nos casos agudos, **Sanicula D6** é um medicamento adequado para crianças muito delgadas (e cabeçudas) com função intestinal lenta. A barriga, no entanto, pode estar inchada. As fezes são formadas por pedaços grandes e duros que muitas vezes, já quase expelidos, voltam ao reto. Se é que afinal consegue, freqüentemente só evacua uma parte.

■ Crianças que sentem vontade de evacuar, mas só conseguem eliminar algumas bolinhas duras e com muito esforço, recebem **Nux vomica D6**. Em geral, trata-se de crianças muito delgadas e de caráter difícil.

■ Quando a criança não sente vontade de evacuar, está indicado o uso de **Alumina D12**. As fezes em geral são duras, cobertas de muco ou em forma de bolas bem pequenas. Mesmo se forem macias e geralmente viscosas e pegajosas, as fezes saem com muita dificuldade. A pele e as mucosas estão secas.

■ Quando a função intestinal é indolente e falta vontade de evacuar, usa-se **Opium D30**, em apenas uma dose semanal (!). As fezes, muito raras, consistem de bolinhas escuras e duras. O fator desencadeante desse estado muitas vezes é um susto ou uma cirurgia. Observe bem: Se nessas condições, um bebê amamentado só evacua a cada seis dias, isso é tão normal como se evacuasse seis vezes por dia. Se a evacuação for muito rara, muito dura e muito escassa, o caso exclui a possibilidade de uma deficiência de leite.

Fale com o pediatra, quando:

■ a criança apresentar dores fortes,

■ a constipação for crônica e não houver melhora com a medicação indicada acima,

■ as fezes tiverem cor muito clara ou muito escura, ou quando contiverem sangue.

■ Fissuras no ânus devem ser tratadas com pomada de calêndula.

Afecções das vias urinárias

Muitas vezes são justamente meninas pequenas que sofrem de infecção das vias urinárias, às vezes não diagnosticada, pois só se manifesta por meio de dor de barriga difusa, cansaço, falta de apetite e palidez, em muitos casos. Portanto, sempre que houver um conjunto de sintomas desse tipo, o médico deve solicitar um exame de urina. Crianças maiores manifestam geralmente dor ou ardência ao urinar, e/ou ainda cólicas na região da bexiga. A urina pode ter aspecto normal, como também turvo ou com sangue.

Os germes patogênicos em geral são colibacilos que facilmente conseguiram vencer o trajeto curto entre o ânus e o final da uretra, especialmente quando não há higiene adequada. Por isso é necessário ensinar às menininhas a sempre se limparem da frente para trás. Quando a isso se junta um fator externo, como um resfriamento por sentar-se numa pedra fria, os germes sobem pela uretra e penetram na bexiga, causando uma infecção (cistite).

A verdadeira causa, também nesse caso, é uma predisposição para a doença, possivelmente por particularidades ou má-formações anatômicas.

Consulte o pediatra sempre que:
- após 24 horas não houver melhora,
- a criança tiver febre,
- houver dores fortes,
- a infecção for antecedida de uma infecção da garganta,
- seu filho tiver menos de 3 anos,
- a criança apresentar estado geral debilitado,

pois pode haver complicações sérias.

Importante

Ao primeiro indício de uma cistite, consulte o pediatra para aclarar o quadro clínico.

No estágio inicial da infecção (irritação da bexiga) e como apoio se recomendam as seguintes medidas: Cuide para que os pés estejam quentinhos, se necessário, por meio de um escalda-pés com aumento gradativo de temperatura; deixe a criança repousando e faça com que beba tanto líquido quanto conseguir — não importa muito o tipo (é melhor diluir bastante os sucos de fruta para evitar a irritação).

COMO RECONHECER E TRATAR DETERMINADAS DOENÇAS

O melhor é um chá com folhas de urtiga, de bétula, flores de camomila e cavalinha (*Equisetum arvense*), misturadas em partes iguais. Crianças maiores já podem tomar o chá muito amargo, mas extremamente eficiente, de *Arcostaphylos*, que é preparado com uma colherinha cheia de folhas em infusão com 500ml de água fria. Depois de oito a doze horas em repouso, o líquido é coado, levemente aquecido e adoçado com mel. Ao longo de um dia, tomam-se três xícaras desse chá.

■ Quando houver ardência antes, durante e depois do ato de urinar, **Cantharis D6** é o mais indicado. Freqüentemente elimina-se pouca urina.

■ Quando, além desses sintomas de Cantharis, a criança sentir dores especialmente fortes ao final da micção, deve-se dar **Sarsaparilla D6**.

■ Se, além desses sintomas descritos, ainda houver impulso constante de urinar, dê **Dulcamara D6**. A urina pode ter mau cheiro e estar turva. Este é ainda o remédio indicado, se os fatores desencadeantes tiverem sido umidade e frio.

Se você não conseguir decidir qual o melhor remédio, ou se não houver dores típicas, dê de três a cinco doses diárias de **Cantharis comp.** (Wala).

Infecções dos órgãos genitais externos

Se o órgão genital de seu filho estiver avermelhado por inflamação, prepare um banho de assento com chá de camomila. Quando a inflamação é bem acentuada, segregando líquido, um banho de assento à base de essência de casca de carvalho é eficaz. Evite qualquer tipo de manipulação, especialmente nos meninos. O prepúcio ainda não necessita e nem deve ser puxado para trás, pois pode causar minifissuras e, em decorrência da cicatrização, um estreitamento do prepúcio.

■ Independentemente do sexo da criança, dê **Belladonna D6**, quando a inflamação começar abruptamente, as mucosas estiverem secas, houver dor forte e ardente, vermelhidão e inchaço, e

- **Mercurius solubilis D12**, quando houver inflamação muito acentuada, com secreções malcheirosas e os nódulos linfáticos inguinais estiverem inchados.
- **Cantharis D6** traz alívio, quando houver forte vermelhidão e dores ardentes, além de comichão ao urinar.
- As meninas obtêm alívio com **Kreosotum D6**, quando a inflamação for acompanhada de comichão, inchaço e uma secreção esbranquiçada que provoca assadura e ardência ao urinar.

Se depois de um dia os sintomas não tiverem melhorado ou se houver reincidência da inflamação nos genitais, consulte um pediatra, sem demora.

Doenças típicas da infância

Doenças causadas por vírus

A maioria das doenças infantis é causada por vírus. Como esses são diferentes das bactérias, tanto na estrutura como no efeito que provocam no corpo, os antibióticos não são eficientes no caso de afecção viral. Na medicação homeopática, porém, essa distinção não faz diferença, pois a terapia se orienta pelos sintomas individuais de cada doença, não pelo agente que a causa. Apesar disso, as reações que, de acordo com a sua constituição, muitas crianças apresentam, são semelhantes entre si. Isso facilita a escolha do remédio.

Varicela (catapora)

A varicela caracteriza-se por manchinhas vermelhas que surgem na região da cabeça e do pescoço. Dentro de pouco tempo evoluem, tornando-se pequenos nódulos do tamanho de grãos de painço e, logo depois, vesículas do tamanho de lentilhas, cheias de uma secreção aquosa e provocando forte comichão. Depois de um ou dois dias, a secreção fica turva e até purulenta, as pústulas se-

COMO RECONHECER E TRATAR DETERMINADAS DOENÇAS

cam formando crostas escuras. De um modo geral, a erupção se desenvolve de cima para baixo, mas mesmo nas áreas primeiramente afetadas sempre surgem novas pústulas. Portanto, a erupção existe em vários estágios, simultaneamente. Também as mucosas da boca e dos genitais podem ser afetadas.

A varicela é causada pelo vírus varicella-zóster, o mesmo responsável pelo herpes-zóster. O contágio acontece muito facilmente: pelo contato, por gotículas ou pelo vento, mas somente a distâncias curtas e por meio de uma terceira pessoa, dentro de um curto espaço de tempo. A varicela já é contagiosa no dia anterior ao exantema e continua assim até cinco dias após a formação das últimas vesículas. O período de incubação é de dez a 21 dias, excepcionalmente até de 28 dias. Às vezes, há temperatura mais elevada, tosse e coriza no dia anterior à erupção das primeiras vesículas.

Apesar do prurido forte, a evolução da doença em geral é sem complicações. Somente as vesículas na boca e nos genitais podem doer. Nesse caso, a criança talvez não queira comer por causa das dores na boca. Quando a criança se coça muito, as vesículas podem infectar-se com bactérias, provocando uma inflamação com posterior cicatrização. Só há complicações, quando o paciente tem o sistema imunológico debilitado.

No entanto, a varicela é perigosa para o embrião no primeiro estágio da gravidez, em especial, se a mãe não tiver desenvolvido imunidade, por não ter tido a doença. Em caso de infecção, pode ocorrer aborto ou má-formações. Por esse motivo, mas também para evitar outras complicações, convém que seu filho fique dentro de casa durante o período em que pode contagiar outras pessoas (ver Capítulo 2).

No mais, é importante ajudar a aliviar o prurido e evitar que a criança se coce. Mantenha as unhas do seu filho bem aparadas. Em caso extremo, cubra as mãos e os braços da criança com meias de cano longo, antes de ela dormir, e amarre-as de leve. Durante o dia, trate de distraí-la para que não se coce.

Lave a criança com chá morno de camomila ou essência de calêndula diluída, e cubra as partes com maior prurido com uma

HOMEOPATIA PARA CRIANÇAS

toalha fria, bem espremida. Às vezes, um banho quase frio de chuveiro ou um banho curto com ácido láctico (da farmácia) trazem alívio. Depois do banho, a criança é enrolada numa toalha grande. Para que as vesículas sequem mais rapidamente, toque-as de leve com uma solução com teor de tanino, da farmácia. Sobre as partes com secreção, ponha pó de Wecesin.

■ Entre os remédios homeopáticos, é o **Rhus toxicodendron D6** que alivia o tormento do prurido que, especialmente durante a noite, não deixa a criança descansar. Ela então se torna abatida, agitada e sente a necessidade constante de mover-se. Eventualmente, banhos mornos também poderão trazer alívio.

■ Use **Sulfur D6**, se a erupção estiver retraída, ou se a condição geral da criança só melhora muito devagar ou imperceptivelmente. A pele parece estar ardendo, e o banho aumenta o prurido em vez de aliviá-lo. Dê também Sulfur, se nenhum dos métodos acima amenizar a comichão.

Importante

Comunique-se com o pediatra, se:

■ o estado geral da criança inspirar cuidados,

■ a criança se comportar de maneira estranha ou diferente,

■ a criança vomitar ou tiver dor de cabeça,

■ as vesículas contiverem pus ou sangue, ou

■ os olhos forem afetados.

Não dê Aspirina® ao seu filho!

Sarampo

A infecção com sarampo é muito importante para o sistema imunológico e para o desenvolvimento psicológico, mesmo que — ou justamente porque — o seu filho se mostre muito doente por alguns dias, necessitando de cuidados intensivos.

O sarampo típico desenvolve-se em duas fases: Depois de um período de incubação de nove a doze dias, há um aumento de temperatura com coriza, tosse e uma conjuntivite manifestada por olhos avermelhados e inchados e aversão à luz. Nas mucosas das

COMO RECONHECER E TRATAR DETERMINADAS DOENÇAS

bochechas muitas vezes se distinguem pequenas manchas brancas. A febre baixa para subir outra vez, após três dias (entre o 12º ao 15º dia após o contágio). Simultaneamente surge a erupção (exantema) que começa por trás das orelhas e na cabeça, alastrando-se para baixo, só não afetando as palmas das mãos e as solas dos pés. O exantema consiste de manchas em relevo, de 3mm a 5mm, de um vermelho-claro, que com o tempo diminuem, adquirindo coloração vermelho-escura. Nesse ponto, a criança está realmente enferma e extenuada, não tem apetite, fica tossindo e tudo está fluindo: as lágrimas e a coriza. Os gânglios linfáticos estão inchados, e às vezes há diarréia.

Depois de três a cinco dias, os sintomas perdem a sua intensidade, e somente manchas levemente marrons podem permanecer visíveis por duas semanas mais. O agente é um vírus (*morbivilli*), altamente contagiante, que pode ser transmitido até dentro do quarto, pelo ar, mas não por pessoas ou objetos.

O sarampo é contagioso desde a primeira fase da doença até um ou dois dias depois do aparecimento do exantema. Em crianças com menos de 7 anos raramente há complicações; com exceção de otite. Em jovens e adultos, porém, o sarampo pode acarretar pneumonia ou encefalite. Também embriões e fetos correm perigo, se a grávida não tiver adquirido imunidade. Nesse caso pode ocorrer um aborto ou a criança nascer morta, se a mãe contrair sarampo.

As medidas gerais a tomar são as mesmas de qualquer caso de afecção com febre e tosse. Com o aparecimento dos primeiros sintomas a criança precisa ficar dentro de casa e, se tiver febre, manter-se em repouso na cama. Precisa estar bem agasalhada e quentinha (pulôver, meias, cobertor, chá quente), e a febre não deve ser combatida. Somente em caso de febre muito alta, quando a criança estiver apática, você pode aplicar um clister (ver acima, p. 49). Como é recomendável para todas as doenças com exantema, não aplique compressas.

É importante que a erupção se desenvolva corretamente. Caso contrário, existe o risco de ficar retraída, o que traria complicações. Se o exantema só aparecer aos poucos e for muito fraco, tome uma camisa sua, grande, molhe-a com água fria e sal (2 colheres de sopa de sal em 2 litros de água), torça bem e num quarto abrigado vista com ela o seu filho, que deve estar sem roupa, e, por cima, um roupão de banho. Ele vai direto para a cama, preaquecida, onde deverá ficar descansando por meia hora no mínimo. Depois disso, a criança vai se encher de "botões" (pequenos pontos vermelhos) e se sentirá melhor. Se isso não acontecer, use Sulfur (ver abaixo).

Os olhos da criança, a partir dessa fase, estarão muito sensíveis à luz. Portanto, faça com que se deite num quarto silencioso e escuro. Durante a doença, a criança está psiquicamente muito instável, extremamente carente e emotiva. Procure ser compreensiva e reserve algum tempo para estar com a criança.

A necessidade de repouso absoluto só termina depois que a criança já tiver passado no mínimo dois dias sem febre. Depois de restabelecida da doença, a criança apresentará uma fase de um grande avanço no seu desenvolvimento, o que é como uma "compensação". Também pode acontecer de doenças crônicas melhorarem ou ficarem curadas nesse processo. Para complementar as medidas acima, recomenda-se o uso dos seguintes remédios homeopáticos:

■ **Pulsatilla D12** é indicada quase sempre, pois crianças com sarampo choram facilmente, tornam-se apegadas e necessitam da mãe. A tosse seca, durante a noite, e com expectoração de catarro no decorrer do dia é típica, além do desejo de ter o quarto sempre ventilado. Há grande sensibilidade à luz, a coriza está densa e de cor amarelada, e pode haver dor de ouvido.

■ Se, excepcionalmente, a criança desejar estar sozinha, tiver muita sede e tosse forte, **Bryonia D6** é excelente.

■ Na fase de aumento da temperatura, acompanhada de eventuais calafrios, você pode ajudar com uma a duas doses de **Aconitum D6**. Depois disso, porém, quase sempre está indicado o uso de **Belladonna D6**. Enquanto a criança estiver com febre, dê-lhe uma dose cinco vezes ao dia. O sintoma típico desse remédio é a pele seca, extremamente quente; às vezes a criança sua. Está hipersensível em todos os sentidos.

COMO RECONHECER E TRATAR DETERMINADAS DOENÇAS

■ Às vezes os sintomas da doença desenvolvem-se muito devagar, e prevalece a exaustão da criança, eventualmente acompanhada de tremores e apatia. As pálpebras lhe caem e o rosto está inchado. Esses sintomas correspondem a **Gelsemium D6**. Entretanto, nesse caso, não deixe de consultar o pediatra!

■ Um remédio muitas vezes indicado é **Spongia D6**, pois a tosse, pior durante a noite, geralmente é seca e soa como latidos. A voz pode estar rouca.

■ Se, apesar de todas as medidas, a erupção (exantema) não aparecer, ou se excepcionalmente vier acompanhada de forte prurido (em pessoas com diátese atópica, ver Glossário), recomenda-se uma dose de **Sulfur D30**.

> ### Nossa dica
>
> No início do sarampo, o seguinte esquema usado pelo dr. G. Soldner provou ser eficiente:
>
> ■ **Apis/Belladonna cum Mercurio** (Wala): cinco vezes ao dia, 3 a 5 glóbulos
>
> ■ **Spongia D6**: três vezes ao dia, 3 a 5 glóbulos
>
> ■ **Pulsatilla D12**: duas vezes ao dia, 3 a 5 glóbulos

Comunique-se com o pediatra, se:

■ a criança vomitar, queixar-se de forte dor de cabeça ou seu estado geral não estiver bom,

■ a respiração for difícil,

■ houver sangramento da pele,

■ a febre estiver muito alta ou não baixar após três dias,

■ a criança tiver menos de 1 ano de idade.

Caxumba

Essa doença, também chamada de parotidite epidêmica, impressiona pelos seus sintomas. Começa com uma redução geral do bem-estar, febre e dores na região do rosto, pescoço e orelhas. O inchaço da glândula salivar na região do ouvido geralmente começa primeiro de um lado. À frente e abaixo do lóbulo surge o inchaço, macio, pastoso, impossível de ser deslocado e cuja borda não está bem delimitada. Com isso, o lóbulo fica bem despegado. Também a abertura da glândula, bem atrás, na mucosa da bochecha, está vermelha e inchada. A parte inflamada dói, quando se abre a boca e especialmente quando se come, pois inclusive a secreção salivar é do-

HOMEOPATIA PARA CRIANÇAS

lorosa. Mas os vírus da caxumba também atacam outras glândulas, como por exemplo o pâncreas, causando distúrbios digestivos fortes e cólicas abdominais. Pode ocorrer também uma encefalite que, no entanto, geralmente passa desapercebida e é inofensiva. Por sorte, quando a doença ocorre antes da puberdade, é muito raro o acometimento dos testículos, ovários ou das glândulas mamárias. E mesmo que ocorra, a conseqüente esterilidade é rara.

O período de incubação é de duas a três semanas, mas a criança já pode contagiar outros uma semana antes do inchaço das glândulas e até nove dias após a manifestação. A fim de minimizar o risco de complicações da caxumba, a criança doente deve ficar durante uma semana em repouso absoluto; logo que estiver sem febre, pode ficar sentada na cama.

Sobre as glândulas junto ao ouvido, aplique compressas com pomada de **Archangelica**.

A pomada é passada generosamente sobre um pano de aproximadamente 10cm de largura e tão comprido que chegue de uma orelha à outra, cobrindo-as. O pano, com o lado da pomada, colocado diretamente sobre a pele, é passado sob o maxilar inferior para cobrir a região à frente e abaixo das orelhas. É fixado com um lenço de cabeça e, por cima, um xale ainda maior. O efeito da compressa é ainda melhor com uma bolsa de água quente! A compressa é aplicada por no mínimo uma hora ou durante toda a noite. Aplique-a também uma a duas vezes ao dia. Depois de retirada a compressa, apesar da vaidade infantil, é necessário que a criança continue usando o lenço de cabeça. Se ela tiver dor de barriga, basta aplicar compressas com camomila.

Nossa dica

Como, devido ao inchaço vermelho-claro e às dores pungentes, **Apis** também costuma ter bom efeito, **Apis/Belladonna cum Mercurio** (Wala) é um remédio ideal para o tratamento da caxumba, com cinco doses diárias.

■ Homeopaticamente, você pode ajudar com **Belladonna D6**, quando a pele, especialmente a do rosto, estiver febril, quente e avermelhada. A região das glândulas é extremamente sensível ao tato; pode haver latejamento. Geralmente a inflamação começa do lado direito ou tende a ser pior desse lado.

88

COMO RECONHECER E TRATAR DETERMINADAS DOENÇAS

■ **Mercurius solubilis D12** é indicado quando houver salivação mais abundante, com mau hálito e gosto fétido, além de forte suor malcheiroso. A língua está coberta de saburra grossa. Muitas vezes, vários gânglios linfáticos podem estar inchados, incluindo os testículos.

■ Dê **Rhus toxicodendron D6**, se o lado esquerdo estiver mais afetado. Abrir a boca e mastigar é muito doloroso, nesse caso. A língua, exceto a ponta, está com saburra. É normal que surjam pequenas vesículas de febre. A criança está inquieta, em especial à noite, e quer tomar leite frio.

Consulte o pediatra, em caso de:

■ forte dor de barriga ou de cabeça,

■ vômito ou fraqueza acentuada,

■ distúrbios de audição ou visão,

■ inchaço de testículos ou glândulas mamárias.

Rubéola

Trata-se de uma doença infantil relativamente branda que é percebida somente em 30% dos casos. Nos demais casos, nem aparecem sintomas ou esses se confundem com os de uma infecção gripal. De fato, esses sintomas de gripe precedem o caso típico de rubéola. Cerca de quinze dias depois do contágio, surgem mal-estar, cansaço, temperatura levemente elevada, e uma inflamação da garganta, eventualmente também da conjuntiva.

Há tosse que, porém, não é tão forte como no caso de sarampo. Não há coriza. Em vez disso, os gânglios linfáticos na parte inferior e posterior da cabeça, no pescoço e atrás das orelhas estão nitidamente inchados. Depois de mais ou menos dois dias esses sintomas diminuem, e uma erupção de manchas finas e rosadas, do tamanho de lentilhas, aparece, começando no rosto e expandindo-se para baixo. As costas e o lado externo (extensor) dos membros são mais afetados. Se é que existe, a febre costuma ser baixa. Depois de um a cinco dias, o exantema perde a sua coloração. O perigo de contágio com o vírus da rubéola por meio de gotículas começa sete dias antes da erupção e dura até duas semanas depois.

HOMEOPATIA PARA CRIANÇAS

Possíveis complicações, por exemplo o acometimento da meninge ou do encéfalo, são extremamente raras e têm um prognóstico favorável. Quando um adulto adoece, pode chegar a ter problemas nas articulações.

Muito mais grave é o caso da infecção com rubéola em uma mulher grávida, especialmente nos primeiros meses de gravidez, pois pode causar graves danos ao bebê. Em geral, não é necessário um tratamento da rubéola. Só no caso de febre recomenda-se o repouso na cama. Se os gânglios linfáticos estiverem muito inchados e doloridos, convém aplicar compressas com pomada de **Archangelica** (Weleda). Passe a pomada sobre um pano seco ou diretamente na pele e enrole tudo com um xale de lã.

Caso a doença for mais forte, dê ao seu filho:

- **Belladonna D6**, quando a febre estiver alta, o rosto muito vermelho, o pescoço latejante, e se a criança estiver agitada e hipersensível a luz, ruídos e toque.

- **Ferrum phosphoricum D6** tem um bom efeito no caso de uma evolução mais lenta da doença, com temperatura média, estado de abatimento, inchaço dos gânglios linfáticos e variação da cor do rosto.

- **Pulsatilla D12**, quando parecer que a doença se instalou, seu filho exigir muita atenção e não tiver sede, ouvidos e glândulas doerem, e tudo piorar com calor.

Importante

Não pode haver nenhum contato com mulheres grávidas que ainda não tiveram rubéola. Não há vacina que ofereça proteção segura! Consulte o pediatra, se a criança for contagiada antes de completar um ano ou em caso de quaisquer complicações ou dúvidas.

Eritema infeccioso

Nesta afecção, sem qualquer indício prévio, aparece de repente um rubor nas bochechas, cobrindo certa área em relevo e bem delimitada, sem atingir a boca e o queixo (em forma de borboleta). No dia seguinte, o exantema se estende para os membros e o tronco. As manchas, parecidas com as do sarampo, confluem e são mais pálidas no centro, formando figuras do tipo grinalda. O exantema permanece por uma semana; também é possível que desapareça

COMO RECONHECER E TRATAR DETERMINADAS DOENÇAS

entrementes e volte a aparecer mais tarde. Durante essa fase, a temperatura pode chegar a mais ou menos 38°C.

O responsável por esse eritema é um vírus, o parvovirus humano B19. É transmitido via gotículas e até o momento do enrubescimento do rosto podem passar de seis a catorze dias. A criança pode contagiar outros nos sete dias anteriores à erupção. É raro que haja complicações do tipo inchaço das articulações em crianças; isso é mais comum nos adultos. O perigo real existe para as grávidas, pois o bebê pode vir a sofrer de uma anemia pelo resto da vida, mesmo que a infecção passe despercebida. Em raros casos torna-se necessário um tratamento dessa doença, inofensiva para as crianças. Enquanto a criança estiver com febre, você deve mantê-la na cama e eventualmente ministrar-lhe um dos remédios indicados para "Infecção gripal com febre".

Febre de 3 dias

Esta doença, inofensiva, praticamente só acomete crianças entre seis meses e 3 anos, e é a causa principal de erupção cutânea nos dois primeiros anos de vida. É típico o princípio repentino com febre alta beirando os 40°C, que permanece por três a cinco dias, sem que haja outros sintomas de doença. Apesar da febre alta, as crianças sentem-se relativamente bem. Raramente há uma inflamação leve da garganta ou da faringe ou coriza. Depois de mais ou menos três dias, a febre desaparece de repente. Simultaneamente, aparece um exantema de manchas pequenas de um a cinco milímetros e rosadas que, porém, só permanece por poucas horas até no máximo dois dias. Por isso, passa facilmente despercebido.

O "vilão" é o herpes-vírus humano do tipo 6, transmitido pelas gotículas expelidas por doentes ou portadores sadios do vírus. São poucos os infectados que realmente adoecem. O tempo de incubação é de cinco a quinze dias.

■ Por causa da febre alta é importante excluírem-se outras doenças tais como otite, infecção das vias urinárias ou meningite. No mais, só é necessário que a criança se mantenha em repouso na cama, durante a fase com febre alta. Sobre qualquer tratamento adi-

HOMEOPATIA PARA CRIANÇAS

cional, leia em "Infecção gripal com febre". Pelas características da febre alta e repentina, os remédios mais apropriados poderiam ser **Aconitum** e **Ferrum phosphoricum**.

■ Se, além disso, a criança sofrer ainda de forte dor de cabeça e o médico já tiver excluído a possibilidade de uma meningite (!), o mais indicado é **Apis D6** e **Bryonia D6**, em doses alternadas de hora em hora.

Se o estado geral for preocupante e a criança se recusar a beber, se estiver com dor, problemas respiratórios ou vômitos, consulte o seu pediatra.

Estomatite

Essa doença, muito desagradável, começa com febre alta e vesículas na boca que rapidamente se transformam em pequenas úlceras com borda vermelha. Podem afetar a mucosa da boca, a gengiva e a língua. Geralmente o hálito é bem desagradável. Por causa das dores na boca, a criança recusa-se a comer e a beber e, de um modo geral, sente-se muito doente.

Depois de uma semana há uma melhora e, depois de duas semanas, a doença está superada. Origina-se do vírus herpes simplex tipo 1, responsável também pelas vesículas, e é extremamente contagiosa. Depois da cura, os vírus "hibernam" nas células nervosas e podem provocar vesículas nos lábios, sempre que houver algum tipo de desequilíbrio.

Todas as medidas visam amenizar a inflamação e aliviar as dores, para que a criança ao menos consiga beber uma quantidade suficiente de líquidos. Dê à criança chá de sálvia, para gargarejos ou para tomar em pequenos goles. Para limpar a boca, use dentifrício da Weleda.

Se a criança cooperar, você pode tocar as lesões com um cotonete embebido em mel centrifugado a frio. Cuide em especial para que ela tome bastante líquido, até com canudinho.

Enquanto estiver febril, a criança precisa ficar em repouso na cama. Só pode brincar com outras crianças depois que todas as feridas nas mucosas já tenham sarado. Trate as vesículas com tintu-

COMO RECONHECER E TRATAR DETERMINADAS DOENÇAS

ra de própolis. Qualquer tratamento do herpes é tanto mais eficiente quanto mais cedo começar.

■ No tratamento homeopático, todos os meios indicados para febre podem ser usados. Para tratar as vesículas nos lábios, **Rhus toxicodendron D12** é um remédio clássico tão apropriado que ajuda em quase todos os casos, em especial, quando as vesículas surgem no decorrer de uma infecção com febre. No primeiro dia, dê 3 doses; nos três dias seguintes, 2 doses diárias e depois uma vez ao dia durante uma semana, ou até que as vesículas tenham sarado. Depois disso, ministre **Natrium muriaticum D30**, uma vez por semana, por um período de seis meses. A propósito, com essa terapia você pode convencer até um crítico da homeopatia, atormentado por herpes!

■ Na estomatite, **Rhus toxicodendron** também mostrou ser muito eficiente, especialmente se a criança estiver muito inquieta e a umidade e o frio piorarem o seu estado.

■ Se, no entanto, a salivação for muito abundante, apresentando um cheiro especialmente desagradável, dê **Mercurius solubilis D12**. A língua está muito saburrenta, as impressões dos dentes são visíveis, e o paciente tem muita sede.

■ **Borax D6** corresponde ao aparecimento de manchas brancas, rodeadas de uma auréola vermelha e que sangram facilmente. A salivação está aumentada. Há vesículas ao redor da boca e as narinas estão "assadas". As dores são ardentes.

■ **Acidum nitricum D4**, de certa forma corresponde a um reforço desses sintomas. A mucosa sangra tão facilmente, que a saliva quase sempre está com sangue. As lesões na boca transformam-se em úlceras profundas, o que pode vir a afetar também os lábios e a área ao redor da boca. Em outras aberturas do corpo também pode haver rachaduras. É típica a dor como se fosse causada por estilhaços. O hálito em geral é muito ruim.

Não se esqueça de que essa doença pode tomar um rumo perigoso, e não hesite em chamar o seu pediatra! Faça-o imediatamente, se a criança tiver menos de 2 anos de idade, quando já não beber o suficiente e o estado geral dela piorar nitidamente. Consulte-o em qualquer caso de dúvida!

Adenite de Pfeiffer

Esta enfermidade também é chamada de mononucleose, por causa do número anormalmente elevado de leucócitos mononucleares no sangue. Geralmente começa bem devagarinho, com cansaço, enjôo, dores de barriga e de cabeça. Depois, vem a febre, além de uma inflamação das amígdalas com revestimento claro. Todo o sistema linfático é afetado, o que faz com que também possam estar inchados todos os gânglios linfáticos no pescoço, na virilha e nas axilas, além do baço e do fígado. Às vezes aparece um exantema, insidiosamente parecido com o de sarampo ou rubéola. Muitas vezes, as pálpebras estão inchadas. Chamam a atenção o grande cansaço e abatimento do paciente. O restabelecimento tanto pode se dar depois de alguns dias como muitas semanas mais tarde.

A doença é provocada pelo vírus de Epstein-Barr, mas só se manifesta em 30% das crianças e 50% dos adolescentes. O contágio se dá por meio de gotículas de saliva, mas somente por contato próximo e apenas em pessoas com predisposição para esse tipo de vírus. Até a doença eclodir, passam de cinco a quinze dias. É raro que haja complicações em outros sistemas orgânicos.

O tratamento consiste em manter a criança em repouso absoluto, eventualmente aplicando também compressas no pescoço. São úteis as aplicações com ungüento de **Archangelica** (ver "Caxumba") e compressas aquecidas, na barriga. O tratamento homeopático depende dos sintomas mais evidentes. Aqui, os remédios mais comprovados são **Belladonna D6**, **Mercurius cyanatus D6** e **Apis D6**.

■ Se as amígdalas estiverem bem vermelhas e inchadas, se houver dores ardentes, garganta seca e problemas para engolir, dê **Belladonna D6**. A criança está quente, deseja sossego e calor.

■ Quando as amígdalas têm um revestimento claro, dê **Mercurius cyanatus D6**. Exaustão, mau hálito, salivação abundante, uma língua bem saburrenta com impressões nítidas dos dentes e sudorese noturna fétida são sintomas característicos para este remédio.

■ **Apis D6** é o indicado, se as amígdalas e o céu da boca, inclusive a úvula, estiverem fortemente inchados. A região dos olhos também pode estar afetada. A criança sofre de dores lancinantes

COMO RECONHECER E TRATAR DETERMINADAS DOENÇAS

e ardentes, está sonolenta, sentindo-se como que moída. Recusa o calor.

■ Quando a amígdala esquerda estiver mais comprometida, as mucosas apresentarem cor violeta com eventuais pontinhos escuros, e se a criança, que estiver muito enferma, não suportar calor nem toque, dê **Lachesis D12**.

■ Seu filho necessita de **Gelsemium D6**, quando for evidente sua fraqueza generalizada, e grande cansaço e atordoamento predominarem. O rosto está bem inchado, as pálpebras estão caídas, a criança está trêmula.

■ Se esta fraqueza muito acentuada persistir e ainda vier acompanhada de outros sintomas como suor, sede, agitação, medo e nervosismo, e inchaço do baço, consulte o seu pediatra e ministre, como medida de apoio, **Chinium arsenicosum D6**, em uma a duas doses diárias.

■ A dose adicional de **Vincetoxicum D6** deu bons resultados, segundo Soldner.

De qualquer forma, fale com o seu pediatra, se a doença se manifestar de forma muito aguda em seu filho. Nesse caso, o acompanhamento por um especialista torna-se necessário.

Doenças de origem bacteriana

A medicina tradicional trata essas doenças com antibióticos. Do ponto de vista homeopático, isso não é estritamente necessário, mas dependendo da capacidade de reação de cada indivíduo pode surtir bom efeito. Por esse motivo, o pediatra deveria acompanhar a evolução da doença.

Como acontece com todas as doenças da infância causadas por vírus, o médico homeopata também tem à sua disposição nosódios (agentes patogênicos ou produtos da doença, homeopaticamente potenciados), além de sangue potenciado do próprio paciente. No caso de complicações, de cura ou restabelecimento muito retardado, esses recursos podem ser usados.

Escarlatina

A escarlatina começa repentinamente, com febre e dor de garganta. Muitas vezes, também ocorrem vômitos e calafrios. A febre pode ser muito elevada. As amígdalas aumentaram muito e estão fortemente avermelhadas, podem ter revestimento claro em forma de pintas. É típico que de início a língua esteja saburrenta, mas no segundo ou terceiro dia o revestimento se desprende, e aparece a característica língua tipo framboesa, de um vermelho vivo com papilas aumentadas.

Paralelamente à inflamação da garganta ou no dia seguinte, um exantema composto de inúmeras e minúsculas manchas vermelhas estende-se, a partir do pescoço, pelo tórax ou pelas axilas. De todas as articulações, as partes internas (flexores) são as mais afetadas. O rosto em geral está todo avermelhado, com exceção da região da boca, deixando como que um "triângulo pálido". Os lábios apresentam forte rubor. Via de regra, o exantema desaparece depois de algumas horas ou dentro de nove dias. Muitas vezes, há descamação da pele de mãos e pés.

> ### Importante
>
> A escarlatina tornou-se um bicho-papão, devido a suas possíveis complicações, especialmente por causa da febre reumática e da possível nefrite, que podem ocorrer a partir da terceira semana. Por sorte, são raras.
>
> Por causa dessas e de outras complicações, também raras, sempre é necessário consultar um médico, ao tratar a escarlatina.

Os agentes pertencem a determinado grupo de estreptococos, dentre os quais cinco germes diferentes podem provocar o exantema, enquanto outros causam uma infecção sem exantema. Por esse motivo, a escarlatina pode acometer uma pessoa mais de uma vez.

O contágio se dá por meio de gotículas de saliva, mas também ocorre por meio de objetos infectados. Até a manifestação da doença, passam de algumas horas até vinte dias, em média de três a cinco dias.

Como medidas gerais, todas as mencionadas para o caso de dor de garganta e febre são indicadas, com exceção de compressas na perna. A terapia mais importante, porém, é o repouso absoluto, o ideal seria por três (!) semanas, mas de uma forma real pelo tempo que a febre durar, acrescentando-se mais três dias.

COMO RECONHECER E TRATAR DETERMINADAS DOENÇAS

Depois disso, a criança deve ser mantida dentro de casa, com brincadeiras calmas. A experiência mostrou que isso é necessário para evitar complicações. Mesmo que a prevenção seja realizada por meio de um tratamento com penicilina, é necessário guardar repouso, e permanecer dentro de casa pelo período de uma semana, a partir do exantema. Discuta com o seu pediatra a melhor forma de tratamento.

■ Independentemente das outras medidas, pela homeopatia você obterá um bom efeito para o seu filho com **Belladonna D6**. No início deve ser ministrada seguidamente, depois em duas doses diárias até que já não haja febre e o rubor no pescoço e o exantema tenham desaparecido por completo.

■ Adicionalmente, dê **Phytolacca D4,** quando amígdalas e faringe se apresentarem vermelho-escuras e as dores ardentes puderem ser aliviadas por meio de bebidas frias. Muitas vezes, persiste a sensação de abatimento ou dores nas articulações, que se parecem com dores musculares.

Se a garganta estiver internamente inchada, com aspecto transparente, e aumento da úvula, dê **Apis D6**. As dores são ardentes e pungentes, o calor piora tudo, enquanto o frio traz alívio. Esse remédio também é indicado no caso de inchaço das pálpebras e das pernas. Por isso, Apis D6 também pode ser ministrada na seqüência de Belladonna, como "proteção para os rins", uma dose diária durante uma semana.

Coqueluche

A coqueluche típica é precedida de um estágio por assim dizer catarrento, com uma tosse não característica, e não se diferencia de uma infecção gripal. Somente após duas a três semanas os acessos típicos de tosse convulsiva se desenvolvem gradativamente, com muitos impulsos de tosse curtos e com pouquíssimos intervalos. Ao tossir, a criança põe a língua para fora e o rosto se cora de um vermelho intenso. Após o final abrupto de um ataque desses é expelida uma secreção viscosa, transparente que, num estágio posterior, torna-se amarelada. Freqüentemente a tosse causa vômitos.

HOMEOPATIA PARA CRIANÇAS

No intervalo dos acessos, que têm seqüência irregular, a criança parece estar relativamente sadia e normalmente está sem febre. Os acessos são desencadeados por mudanças de temperatura, por comida e bebida e por fatores psíquicos.

O agente da doença é a bactéria *Bordetella pertussis*, transmitida por gotículas de saliva expelidas com a tosse. Multiplica-se nas mucosas, liberando toxinas que lesionam a camada superior da célula, o que provoca uma inflamação. Em conseqüência, as vias respiratórias incham e ficam mais estreitas, e forma-se uma secreção.

O maior risco de contágio existe durante a etapa de catarro que se desenvolve dentro de uma ou duas semanas após o contágio.

Importante

Bebês com coqueluche precisam ser hospitalizados imediatamente!

A coqueluche propriamente dita dura entre três a quatro semanas; depois, os ataques diminuem gradativamente. Segue uma fase de imunidade que pode durar muitos anos, mas não a vida toda. Se na próxima infecção houver acessos de tosse parecidos, trata-se de uma tosse "em memória" da coqueluche.

Complicações possíveis são pneumonia, otite média ou uma inflamação da meninge, hoje em dia, felizmente, algo bem raro. Somente bebês necessitam de tratamento hospitalar imediato, pois em vez de tosse, pode ocorrer uma parada respiratória, muito perigosa.

As medidas gerais e o tratamento homeopático da coqueluche são os mesmos utilizados em casos de tosse. O que dá resultados especialmente bons, são compressas quentes com suco de limão aplicadas no peito, junto com bolsas de água quente. Isso é feito à noite, antes de a criança adormecer (ver acima, p. 32).

O tratamento homeopático é extremamente difícil neste caso e deveria ser orientado por um especialista. Não se pode esperar nem do homeopata que faça desaparecer a doença por um toque de mágica, mas somente que ajude a aliviar os sintomas e a encurtar o processo da doença. Mesmo assim, indicam-se aqui os medicamentos mais usados:

■ **Drosera D6**, quando há tosse por irritação, em latidos, forte, seca e muito penosa. Sangramento do nariz, vômitos ou secreção

COMO RECONHECER E TRATAR DETERMINADAS DOENÇAS

com sangue aparecem com freqüência. O pior momento é entre meia-noite e duas horas da manhã.

■ **Ipecacuanha D6** dá-se quando a tosse é seca, com muito muco preso no pulmão, difícil de ser expelido por meio da tosse. Há ânsia de vômito reprimido. A língua não apresenta saburra. O rosto da criança está pálido e coberto de suor frio. Depois de um acesso de tosse, fica exausta por algum tempo.

■ **Coccus cacti D4** tem um efeito seguro, quando houver ruído como de matraca e a tosse se parecer com rajadas de metralhadora. Muita saliva clara, formando fios, escorre da boca. A tosse convulsiva é pior ao despertar e logo depois da meia-noite.

■ **Corallium rubrum D4**, quando a tosse se parecer com aquela descrita em combinação com Coccus. Já antes do acesso a criança ofega e o rosto fica vermelho-escuro. O nariz começa a sangrar e cria-se um muco que forma fios. O paciente fica extenuado.

■ **Arnica D6**, quando a criança já começar a chorar antes e continuar chorando depois do acesso. Está exausta. Durante o ataque, o rosto fica muito vermelho. Há escarro com sangue e sangramento do nariz. Fica pior com o movimento e antes da meia-noite.

■ **Cuprum metallicum D6**, quando os acessos forem graves e durarem muito tempo; quando houver longos intervalos sem tosse. O rosto torna-se azulado. Depois do acesso, ocorrem vômitos e extenuamento. A criança pode chegar a ter convulsões. Piora à noite.

Contate imediatamente um médico, se o doente for um bebê, e se houver falta de ar aguda, além de febre e convulsões!

HOMEOPATIA PARA CRIANÇAS

Quadro sinóptico das doenças da infância

Doença	Incubação	Fase preliminar	Febre
Varicela	10 – 21 (-28) dias		nenhuma ou baixa
Sarampo	12 – 15 dias	depois de 8-12 dias com febre, olhos avermelhados, tosse, coriza	alta em duas fases
Caxumba	12 – 25 dias		média a alta
Rubéola	16 – 18 (-21) dias	após 14-18 dias febre, tosse, inchaço dos gânglios linfáticos	moderada
Eritema infeccioso	6 – 14 dias		
Febre de 3 dias	5 – 15 dias		alta, entre 3 a 5 dias
Estomatite	poucos dias		alta
Adenite de Pfeiffer	5 – 15 dias		alta
Escarlatina	2 a 5 dias		pouca – média
Coqueluche	2 a 4 semanas	depois de 1 a 2 semanas, tosse não característica	pouca ou nenhuma

COMO RECONHECER E TRATAR DETERMINADAS DOENÇAS

Quadro sinóptico das doenças da infância

Exantema	Forma de contágio	Período de contágio
"céu estrelado", vesículas, pústulas e crostas	contato direto com pessoas, gotículas, ar	1-2 dias antes do início da doença, até máx. 5 dias após aparecimento das últimas vesículas
Fase preliminar: pontos brancos na mucosa das bochechas Sarampo: pontos vermelhos em relevo (3-5 mm), encolhendo mais tarde, inicia atrás das orelhas e no rosto, depois se espalha pelo corpo	gotículas, de longe!	3-5 dias antes do aparecimento do exantema, até 1-2 (- 4) dias depois
	gotículas e objetos contaminados	3-5 dias antes do inchaço das glândulas, até 9 dias depois
pontos vermelhos, eventualmente um pouco realçados; inicia no rosto, se espalha em especial pelas costas e pela parte externa dos membros	gotículas	7 dias antes da eclosão do exantema, até 7 dias depois
vermelhidão no rosto em forma de "borboleta", depois especialmente braços e pernas	gotículas, pelas mãos	7 dias antes do aparecimento do exantema
depois da diminuição da febre: manchas pequenas, pouco relevo, confluindo, iniciando no tronco e na nuca	saliva, gotículas	o vírus permanece no corpo, sendo eliminado de tempos em tempos pela saliva de pessoas sadias
	saliva, gotículas	o vírus persiste no corpo (como na febre de 3 dias)
exantema alérgico, tratamento com ampicilina	saliva	o vírus persiste no corpo (como na febre de 3 dias)
"língua de framboesa", manchas pequenas, iniciando no peito e alastrando-se por todo o corpo, em especial virilha, boca e queixo sem exantema; depois escamação	gotículas, (objetos)	até 4 semanas desde o início da doença (tomando antibióticos, máximo 24 horas)
	gotículas (espaço limitado)	a partir da fase preliminar até a 1ª fase da coqueluche, mas em parte ainda durante 4 a 6 semanas

101

Prevenção

A melhor prevenção consiste em um modo de vida razoável, procurando-se manter o equilíbrio do corpo e da psique. Com isso, consegue-se uma boa capacidade de reação do organismo. Somente agentes patogênicos muito fortes conseguem romper esse equilíbrio.

Outra medida preventiva possível são as vacinas. Se você conseguir considerar esse tema livre de temor, sem querer entregar a saúde dos seus filhos nas mãos de agentes de uma instituição qualquer, é preciso que se informe amplamente. Conscientize-se das vantagens e desvantagens de cada vacinação e, da mesma forma, do que pode ocorrer, se a vacinação não for feita!

H.-U. Albonico (ver Bibliografia) descobriu fatos surpreendentes em exames realizados por ele mesmo, e mediante estudos abrangentes de literatura especializada. As vacinas são uma intervenção no sistema imunológico da criança. Além disso provocam, em parte, efeitos secundários. Até existe a suposição de que há uma conexão com doenças crônicas, como por exemplo alergias, Morbus Crohn e diabete. Se, no entanto, uma doença infantil se desenvolver, pode acontecer que uma doença crônica desapareça ou um atraso no desenvolvimento da criança seja recuperado. E, por fim, mas não menos importante, é o fato de que por meio de uma doença tão radical como o sarampo não só ocorre uma renovação das proteínas do próprio corpo, mas a criança tem a oportunidade de obter experiências novas em uma "situação limítrofe" e de ter seu equilíbrio psíquico fomentado. Por isso, recomendo uma prática que tenha uma aplicação individual, ponderando as vantagens e as desvantagens da vacinação.

COMO RECONHECER E TRATAR DETERMINADAS DOENÇAS

Distúrbios do sono e do crescimento, doenças crônicas

Distúrbios do sono

Os distúrbios de sono podem ter muitas causas, tanto físicas como psíquicas (ver também página 9). Na maioria dos casos, as características da criança e diferentes influências de seu ambiente atuam juntas de uma maneira desfavorável. Você só poderá interferir nos fatores do ambiente em que a criança vive. Portanto, seja precisa na observação e procure responder às seguintes perguntas com muita atenção:

■ De alguma forma, o meu filho está sendo exigido demais, seja na escola ou em suas brincadeiras ou por exigências ou pretensões dos pais?

■ Está exposto a muita inquietação, devido a barulho de rádio, televisão, vídeo, brigas ou um horário estressante?

■ Meu filho sofre com temores, frustrações ou talvez com suposta falta de afeição, atenção e reconhecimento?

■ Pode ser que temores, inseguranças ou tensões dos próprios pais estejam sendo transmitidos à criança?

Com base nessas perguntas, você já poderá deduzir algumas providências a tomar. Introduza um dia bem organizado, com pontos fixos de orientação para o seu filho. Comece o dia com tranqüilidade, emocional e mentalmente estável. Termine-o num ritmo vagaroso, com uma conversa calma, uma canção, uma oração ou uma história, e dedique-se a cada filho em particular. O ruído de televisão precisa ser reduzido. Lembre-se também de que um jantar pesado ou comer em hora adiantada sobrecarrega o estômago. Além disso, o consumo de muito doce à noite faz com que logo mais o nível de glicose no sangue caia abaixo do limite de "fome". Portanto, é melhor jantar cedo, oferecendo comida leve e integral.

Convém ventilar o quarto antes de a criança se deitar. Retire também todos os aparelhos elétricos e eletrônicos, inclusive aba-

103

HOMEOPATIA PARA CRIANÇAS

jures e a babá eletrônica!, num âmbito de um metro ao redor da cama. Uma chave-geral do sistema elétrico do quarto poderá ser de grande utilidade nesse caso.

Naturalmente, essa chave só fará efeito se nenhum aparelho elétrico ou eletrônico estiver ligado no quarto em alguma tomada ativa (luz, despertador) e todos os transformadores forem desconectados.

Às vezes, algo muito simples, como mudar a cama de lugar, pode ter um efeito milagroso. Além disso, você pode providenciar banhos ou duchas, alternando água fria e quente, oferecer um **chá de ervas** no jantar, misturando flores de erva-cidreira (*Folia Melissae*), de alfazema (*Flores Lavendulae*), raiz de valeriana (*Radix Valerianae*), lúpulo (*Strobuli Lupuli*) e hipericão (*Herba Hyperici*).

Quando os distúrbios de sono já forem crônicos, só uma terapia de constituição geral conseguirá obter bons resultados.

Quando se trata de um desequilíbrio passageiro, os seguintes remédios podem surtir efeito:

■ A criança de **Chamomilla** é colérica, com acessos repentinos de fúria e obstinada. Não quer ir para a cama e não quer dormir, apesar de estar cansada. Não quer ficar na cama. Prefere ser carregada de um lado para o outro. Enquanto está dormindo, mexe-se com movimentos bruscos e fica aos sobressaltos. A potência **D12** é a que tem o melhor efeito.

■ Característico de **Stramonium D12** é o medo do escuro. A criança sempre quer ter uma luzinha acesa. O sono é irrequieto e cheio de pesadelos. Enquanto está sonhando, grita de repente sem realmente acordar.

■ Uma criança que necessita de **Phosphorus D12**, quer dormir com uma luz forte acesa. Além disso, é muito carente de afeição e quer ainda ficar acarinhando a mãe o máximo de tempo possível. Muitas vezes fica se embalando enquanto está adormecendo ou dormindo.

■ **Arsenicum album D12** ajuda quando a criança é muito irrequieta e assustadiça, com medo de ficar sozinha. Por isso só quer dormir na cama dos pais. Muitas vezes acorda depois da meia-noite e se aconchega carinhosamente à mãe.

COMO RECONHECER E TRATAR DETERMINADAS DOENÇAS

■ Se o seu filho acorda no meio da noite, completamente desperto e bem-humorado, com vontade de brincar, dê-lhe **Cypripedium pubescens D6**. No decorrer do dia, essa criança tende a ser inquieta.

■ No caso de **Coffea arabica D12**, a criança não consegue adormecer por causa de tantos (e tão lindos) pensamentos, fica completamente desperta por muito tempo. Aliás, este é um exemplo clássico para um símile homeopático: É assim que ficamos nós, depois de beber café demais!

Distúrbios do crescimento

Existem tantas possíveis causas para um aumento insuficiente de peso, que é melhor consultar um pediatra, se houver suspeita de que isso esteja ocorrendo. Provavelmente esse analisará em primeiro lugar a suspeita que você tiver, pois mesmo crianças delicadas podem estar crescendo normalmente! Nem todas as crianças precisam se parecer com aquela maravilha de bebê robusto da propaganda de alimentos infantis.

Se realmente o aumento de peso for insuficiente, o médico precisa excluir causas orgânicas do problema. Para tanto, também é necessário que sejam examinados tipos e quantidade de alimentos ingeridos e, eventualmente, corrigidos. Problemas psíquicos também podem gerar distúrbios na alimentação; nesse caso, um especialista deve ser consultado.

■ Recomenda-se aqui apenas um remédio para o caso de a falta de apetite e fraqueza aparecerem em conseqüência de uma enfermidade ou de uma intervenção cirúrgica. É o **China D6**. Como complemento, ministre três vezes ao dia, por um período maior, 1 colher de chá de elixir de abrunho com um pouco de água.

Doenças crônicas

Em conjunto com dieta e outras medidas gerais, a homeopatia mostrou ser muito eficaz no tratamento de doenças crônicas, às quais também pertencem as alergias, cada vez mais freqüentes. É que a homeopatia atua sobre a energia, a capacidade de reação do ser humano, como um todo. Para isso, a pessoa precisa ser examinada e passar por uma avaliação detalhada, a fim de que possa ser encontrado o remédio apropriado, que corresponda à sua constituição específica. Para realizar isso, é necessária a formação e experiência prolongada de um especialista. No entanto, não espere nenhuma cura milagrosa, pois os sintomas de um quadro clínico em geral só se formam lentamente e, na seqüência invertida, também só regridem vagarosamente.

Acidentes

Contusões

Mesmo que você tome todas as medidas de precaução possíveis, não poderá evitar que o seu filho se machuque. Você pode consolar-se com o fato de que ele está acumulando experiências e com o tempo aprenderá a avaliar os perigos por si mesmo. No entanto, é absolutamente necessário que você elimine as causas de grandes perigos. A partir do momento em que seu filho comece a caminhar, precisa ficar protegido contra o tétano.

No caso de contusões, como golpe com hematoma, pisadura, distensão e luxação, a pele não é ferida. É importante que se mantenha a pele resfriada por aproximadamente dez minutos, a fim de acalmar a dor e evitar que mais sangue se alastre pelos tecidos (hematomas). Por precaução, mantenha sempre uma embalagem de gelo no freezer e envolva-a numa meia de algodão antes de aplicála. Numa contusão localizada na cabeça, pode-se introduzir tudo debaixo de um gorro.

Passados dez minutos, ou imediatamente — mas só se a pele não tiver sofrido lesão! — aplique compressas com uma mistura de essência de Arnica com nove partes de água.

COMO RECONHECER E TRATAR DETERMINADAS DOENÇAS

Coloque o pano embebido nessa solução e bem alisado sobre o ferimento, cobrindo-o suavemente, bem frouxo, com uma atadura. Caso seja necessário, mantenha a compressa por 24 horas, mas embebendo-a de quando em quando. Depois, use pomada de Arnica. Se possível, a parte lesionada do corpo precisa ficar em posição elevada, e não deve ser movida.

■ Adicionalmente, ministre **Arnica D6**, não importando o tipo, tamanho ou a gravidade da lesão.

■ Se algum traumatismo psíquico ou estado de choque for predominante, por exemplo depois de a criança ter assistido a um acidente, dê **Aconitum D30**.

■ Se, além do choque por causa do acidente, houver ferimento físico, ministre **Arnica D30** adicionalmente, depois de alguns minutos.

Arnica é um verdadeiro "remédio milagroso", pois evita hematomas maiores e inchaço, ajudando a pessoa a recuperar-se mais rapidamente. Depois que já houver começado a melhorar, ministre **Arnica D6** em 1 dose diária única, até que os sintomas tenham desaparecido.

Alternando com Arnica, você pode ministrar os seguintes remédios, caso seja necessário:

■ **Ruta D6**, quando há contusão do osso e lesão da membrana do osso (periósteo), por exemplo depois de um pontapé contra a canela; ou, ainda, quando a criança se sente como que moída por todo o corpo. Nesse caso, o frio geralmente traz piora.

■ **Symphytum D6** ajuda quando há uma contusão no rosto ou quando o olho está "azul".

■ **Hypericum D6** é indicado quando há lesão num nervo ou em algum tecido especialmente sensível, como nos dedos ou órgãos genitais externos; da mesma forma, quando existe contusão na coluna ou no cóccix.

Quando a contusão é muito profunda, como por exemplo depois de um coice ou de um "chupão" de cavalo (mordida sem lesão à pele), **Bellis perennis D6** é indicado.

■ Depois de se ter usado Arnica por alguns dias, ou adicionalmente à Arnica, um remédio comprovadamente eficiente é **Rhus toxicodendron D12**. Serve no caso de luxação, distensão de ligamen-

HOMEOPATIA PARA CRIANÇAS

tos ou dores musculares em conseqüência de exercício exagerado dos músculos, com dores repuxantes, ou quando a pessoa está muito agitada devido à dor. O que é característico desse caso é que inicialmente o movimento seja doloroso e que a dor diminua à medida que o movimento continue, para voltar quando o exercício for excessivo. Melhora com calor, pressão e fricção.

■ Se a dor forte continuar e só puder ser diminuída com banho frio ou compressas frias, e a articulação endurecer, a indicação é **Ledum D6**. Apesar de uma sensação geral de frio, o calor da cama piora o quadro.

■ Se qualquer movimento for dolorido e se só repouso e pressão firme proporcionarem alguma melhora, então é de se tentar **Bryonia D6**.

Convém consultar um médico:

■ quando houver dor intensa que não diminui,

■ quando, depois de uma queda, a articulação da mão ou do cotovelo inchar e a criança deixar de usá-la,

■ imediatamente, quando — por exemplo, depois de uma brincadeira em que o braço é puxado — o braço já não puder ser levantado,

■ quando depois de um salto ou de uma queda, a criança não usar mais a perna para apoiar-se.

Fraturas ósseas

É importante ministrar Arnica em seguida, deixando a parte afetada o mais sossegada possível. Se a pele não apresentar lesão, compressas frescas trazem alívio.

Naturalmente a fratura óssea precisa ser diagnosticada e tratada por um cirurgião ou médico ortopedista. Se a criança tiver dores intensas depois de ter sido engessada, procure imediatamente o médico que está tratando do caso ou uma clínica!

■ Depois do atendimento pelo médico, o restabelecimento do osso fraturado pode ser acelerado por uma mistura de **Arnica D6**, **Calcium phosphoricum D6** e **Symphytum D6**, preparada na farmácia de manipulação. Dessa mistura, dê três doses diárias de 5 gotas respectivamente (antes é necessário sacudir bem!), com uma

COMO RECONHECER E TRATAR DETERMINADAS DOENÇAS

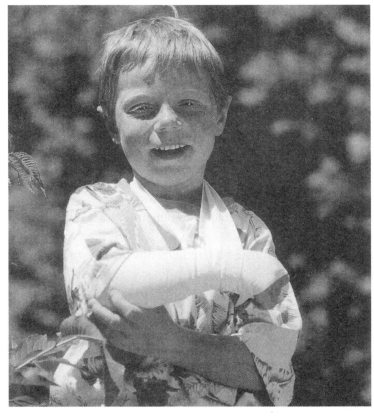

A cura de uma fratura também pode ser auxiliada pela homeopatia.

colherinha de plástico. Ou dissolva 5 glóbulos em meio copo com água, dê duas colherinhas de chá em três doses diárias à criança, sempre mexendo outra vez com colherinha de plástico.
- Quando a dor persistir, depois de a criança ter recebido cuidados médicos, use ainda **Hypericum D6**.

Traumatismo craniano

Infelizmente, as crianças pequenas caem muitas vezes de cabeça, mas felizmente quase sempre sem conseqüências mais graves.
Como em outros casos, também nesse convém resfriar o local e aplicar compressas com Arnica.

HOMEOPATIA PARA CRIANÇAS

■ O que já deu bons resultados é **Arnica D6** com **Hypericum D6**, ministrados alternadamente em cinco doses respectivamente no 1º dia, três doses no 2º dia, e duas doses no 3º dia e, caso seja necessário, por mais tempo, mas não por menos.

Você ou outra pessoa que conheça bem a criança, precisa submetê-la a uma atenta observação por pelo menos sessenta horas, quanto a algum comportamento estranho ou diferente do normal.

É necessário consultar um médico em caso de
■ desmaio,
■ cansaço incomum,
■ confusão ou reação inadequada e despropositada,
■ distúrbios de visão ou alteração do tamanho das pupilas,
■ vômitos,
■ rigidez ou movimentos espasmódicos dos braços e/ou das pernas,
■ traumatismo muito extenso ou
■ se você se sentir insegura.

Ferimentos lacerados, hemorragias

Cada ferida deve ser tratada com essência de Calêndula, para limpar, parar o sangramento e acelerar a cura. Para isso, dilua uma parte de essência em nove partes de água. Passe com cuidado uma compressa embebida com a mistura sobre a ferida, se estiver suja. Cuidado para não esfregar!

No mais, ponha a compressa sobre a ferida, eventualmente com um pouco de pressão, até que a hemorragia pare. Se a ferida sangrar muito, deixe elevada a parte afetada do corpo, o mais possível. Feridas superficiais podem secar. Feridas profundas devem ser protegidas durante o dia com um curativo. À noite, a ferida precisa estar exposta ao ar para que possa sarar.

Torna-se necessário o atendimento médico quando houver:
■ feridas causadas por mordida (nesse caso, sempre!),
■ feridas na cabeça ou no rosto,
■ feridas muito grandes ou profundas ou dilaceradas,
■ feridas cobertas com muita sujeira,

COMO RECONHECER E TRATAR DETERMINADAS DOENÇAS

■ feridas com as bordas esmagadas ou rasgadas muito irregularmente.

■ Você pode dar **Arnica D6** como remédio básico para qualquer tipo de ferida.

■ Caso a ferida seja especialmente profunda e doer muito e caso se trate de uma lesão nos nervos e essa se encontrar num dedo ou na perna, **Hypericum D6** ajuda, se ministrado adicionalmente.

■ No caso de uma ferida por corte profundo, extremamente sensível, ou de uma ferida decorrente de cirurgia, dê **Staphisagria D6**.

■ Se a ferida sangrar muito e o sangue for escuro, dê **Hamamelis D4**.

■ Quando há feridas causadas por ruptura ou esmagamento, com as bordas fortemente esmagadas, dilaceradas, **Calêndula D4** pode ajudar.

■ Em caso de punções, feridas causadas por objeto pontiagudo, acompanhadas de dor pungente, latejante ou formigante, ministre **Ledum D6**. A ferida está vermelha e a dor é acalmada por banhos com água fria.

■ Se a ferida estiver vermelha, inchada, com aspecto transparente e muito quente, dê **Apis D6**. O paciente não suporta calor nem ser tocado.

O sangramento do nariz é freqüente em crianças e, geralmente, inofensivo. A criança deve inclinar-se para a frente, sentada, para que o sangue escorra. Ponha um pano úmido frio sobre o nariz, e outro na nuca. Se o sangramento não cessar, aperte as asas do nariz, perto da borda do osso e peça à criança que respire pela boca.

■ Um efeito rápido é conseguido com **Phosphorus D12**, quando o nariz sangrar. Como alternativa, você também pode tentar **Ferrum phosphoricum**.

■ Se o sangramento não estancar imediatamente, dê esse remédio alternando com **Hamamelis D4**, de cinco em cinco minutos.

Queimaduras e escaldaduras

Crianças menores muitas vezes se escaldam com chá quente, quando puxam a toalha da mesa ou retiram uma panela do fogão. É bom lembrar-se disso e procurar prevenir esse tipo de acidente!

HOMEOPATIA PARA CRIANÇAS

Se a criança tiver sofrido uma escaldadura, tire dela todas as roupas úmidas e resfrie com água as partes afetadas da pele durante no mínimo dez minutos. Se as partes escaldadas forem extensas, use o chuveiro, um balde ou a banheira, mas com água levemente morna, para evitar que a criança tenha hipotermia.

Prepare uma mistura de uma parte de essência para queimaduras da Wala com nove partes de água. Embeba nela um pano limpo e cubra a parte escaldada com esse pano. Se a parte afetada não for muito maior do que uma moeda de 1 real e não houver formação de bolhas, você mesma pode continuar tratando o ferimento externamente com gel para ferimentos e queimaduras (Wala) ou geléia de **Combudoron** (Weleda).

Em todos os demais casos de escaldadura, abrigue bem o seu filho, dê-lhe muito líquido para beber e leve-o à clínica mais próxima.

O procedimento em caso de queimaduras é o mesmo. Você só não pode retirar roupas aderentes à pele. Ponha a criança toda ou a parte queimada em contato com água e somente retire o que já estiver solto!

■ Se, por causa da dor aguda, a criança estiver pálida, assustada, inquieta, trêmula e com suor frio, dê-lhe uma dose de **Aconitum D30** e, se estiver em falta, como substituição, **Aconitum D6** a cada cinco minutos até que melhore.

■ Na queimadura ou na escaldadura de 1º grau, a epiderme está fortemente avermelhada, a dor arde e pica. O que ajuda é **Urtica urens D6**.

■ Na queimadura de 2º grau, a vermelhidão cobre toda a área, formando bolhas, e a pele debaixo delas está lesionada e segrega um líquido. A dor é forte, ardente, cortante, pungente. Neste caso, dê **Cantharis D6**. Seu filho precisa de cuidados médicos!

■ Se depois já se formou uma pele nova, muito delicada, dê **Causticum D6**, especialmente se houver tendência a um encolhimento ou a um excesso na cicatrização. Para tratamento externo, está indicada a pomada de **Combudoron** (Weleda).

Na queimadura de 3º grau, todas as camadas de pele estão destruídas. Há dor somente nas bordas. Proceda da mesma forma como acima. O tratamento é demorado e o atendimento médico torna-se indispensável.

COMO RECONHECER E TRATAR DETERMINADAS DOENÇAS

Queimaduras de sol e insolação

A queimadura de sol é uma queimadura da pele, mais ou menos forte, geralmente de 1º grau, e deve ser tratada com tal.

Quando sofre insolação, a criança fica inquieta ou atordoada. Tem febre e eventualmente necessita vomitar. Nesse caso, dê-lhe **Belladonna D6**, a cada quinze minutos. Se os sintomas forem claramente caracterizados por dor de cabeça, eventualmente inchaço na região dos olhos, sensação de "estar moído", além de intolerância ao calor, **Apis D6** é de grande ajuda. No entanto, se a criança estiver pálida e suando frio, com uma sensação generalizada de frio e ansiando por calor, necessita de **Veratrum album D6**, para dar suporte eficaz ao sistema circulatório.

Picadas e ferroadas de insetos, mordidas de aranhas, carrapatos e ácaros

A reação individual a picadas de insetos é muito variada. As crianças pequenas vão precisar de um mosquiteiro para evitar picadas e mordidas de insetos. Às maiores, você deveria dar um exemplo por meio do seu comportamento, não gritando ou batendo adoidadamente, quando uma delas estiver por perto, pois é isso que as torna agressivas. Não permita que seu filho coma ou beba algo doce ao ar livre, sem a companhia de um adulto! Pois uma picada de vespa na boca pode acabar sendo letal. Se isso de fato ocorrer, faça a criança chupar cubos de gelo e chame um médico, imediatamente!

Nas picadas de todo tipo de inseto, o resfriamento da ferida é a medida prioritária. Depois, passe gel para ferimentos e queimaduras (Wala) ou geléia de **Combudoron** (Weleda). Nas ferroadas de abelha, é necessário primeiro retirar o aguilhão. Mas tome muito cuidado para não apertar a glândula de veneno, geralmente ainda presa ao ferrão. No caso de ferroadas de abelha ou de vespa, colocar uma cebola recém-cortada sobre a picada é muito eficaz.

A medicação homeopática só é necessária se ocorrer uma reação muito forte a picadas de qualquer tipo.

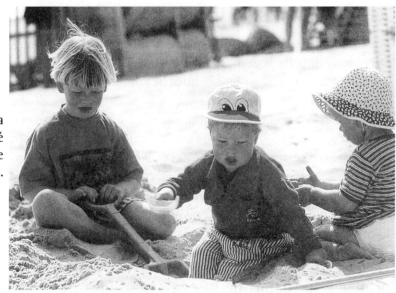

A pele delicada da criança é especialmente sensível ao sol.

■ O remédio clássico é o **Apis D6**, pois *Apis* significa abelha. Na sua potenciação, pode eliminar os sintomas que uma ferroada de abelha normalmente provoca, tais como forte inchaço, rubor, superaquecimento com dores ardentes e pungentes. O frio melhora esses sintomas.

■ Se o estado geral da criança estiver piorando, se ficar pálida, com medo, inquieta, atordoada ou confusa, você precisa levá-la ao médico com urgência. Até lá, dê-lhe **Aconitum D30** ou, se estiver em falta, as potências D12 ou D6.

■ Num colapso (iminente) do sistema circulatório, evidenciado por fraqueza e pele gelada, **Veratrum album D6** pode ajudar. O local da picada deve ficar em observação por vários dias. Caso a inflamação não diminua e em vez disso surja um ponto claro, remova a crosta e mantenha a lesão aberta com compressas embebidas em essência para queimaduras diluída em água. Se os problemas continuarem, consulte um pediatra.

Ferimentos de mordida podem ser causados por insetos (como a mutuca), ou animais artrópodes, como o carrapato, ou ácaros e aranhas. Em tese, o tratamento é o mesmo recomendado para picadas e ferroadas.

COMO RECONHECER E TRATAR DETERMINADAS DOENÇAS

■ Antes do tratamento da lesão, o carrapato precisa ser retirado; quanto antes, melhor. Pode ser removido com uma pinça, ou também usando-se as unhas, sem pressionar ou comprimir o corpo do carrapato, que deve ser agarrado bem junto à pele e torcido para fora. Aplique pomada de Calêndula por três dias. Dê três doses diárias, durante três dias, de **Mercurius solubilis D12**. Uma manipulação demorada, óleo ou creme causariam maior secreção de saliva pelo inseto, aumentando o perigo de uma infecção. Há dois agentes patogênicos que podem ser transmitidos por carrapatos:

1. Uma bactéria que causa uma infecção que pode levar mais tarde a lesões nas articulações, no coração ou nos nervos, se não for tratada. Depois de uma semana mais ou menos e, no máximo, após sete semanas aparecem primeiro manchas vermelhas do tamanho aproximado da palma da mão, geralmente (mas nem sempre) próximo ao local da mordida. Pode haver sintomas do tipo gripal. Um tratamento com antibióticos receitado por um médico costuma trazer bons resultados.

2. Vírus que podem desencadear uma meningoencefalite.

Também neste caso podem aparecer depois de uma ou duas, no máximo quatro semanas, sintomas de uma infecção gripal, geralmente com febre e dor de cabeça. Depois de uma fase curta de saúde, desenvolve-se, em algumas crianças, uma meningoencefalite que felizmente costuma ficar curada sem trazer conseqüências graves. Esses vírus existentes em carrapatos, por sorte só aparecem em determinadas áreas geográficas bem delimitadas. Somente nessas áreas torna-se necessário considerar uma vacinação preventiva. Também é possível realizar uma imunização passiva dentro de 48 horas após a mordida.

■ Se o inchaço for o sintoma predominante num ferimento causado por mordida, recomenda-se o uso de **Apis D6**. Se a comichão for o sintoma predominante, dê **Rhus tox. D6** e, se houver supuração, **Mercurius D12**.

■ Em caso de mordida de aranha ou se o ferimento for profundo e segregar líquidos, demorando para sarar, ministre **Aranea D6**. Aqui são típicas dores que parecem perfurar, mãos frias, formigamento e ausência de sensibilidade no tato.

HOMEOPATIA PARA CRIANÇAS

Intoxicação; queimadura por substância cáustica

Certamente a prevenção neste caso também é muito importante, pois aquelas frutinhas vermelhas do jardim, os cigarros, comprimidos ou lindos recipientes coloridos com água sanitária são uma tentação para a criança! Nunca deixe cigarros à vista, e guarde comprimidos e material de limpeza dentro de armários fechados a chave. Quando ela já for capaz de entender, explique à criança os perigos e mostre-lhe para que é usado o conteúdo dessas garrafas e caixas.

Em caso de intoxicação, é necessário manter a calma. A criança precisa tomar muita água, mas nada de leite e alimentos. Somente em caso de ingestão de cigarros, remédios e plantas venenosas você pode tentar provocar o vômito, deitando a criança de bruços sobre o seu joelho e introduzindo-lhe o dedo na garganta. O que a criança tiver vomitado, leve-o junto à clínica. Nunca se deve provocar vômito numa criança inconsciente, pois ela poderia asfixiar-se com o próprio vômito!

No caso de ingestão de solventes, ácidos, lixívia, detergentes ou substâncias desconhecidas, não se deve provocar vômito, pois o perigo de queimadura interna e formação de espuma é maior do que uma possível vantagem.

Em todos os casos, leve o seu filho ao pediatra ou à clínica mais próxima, o quanto antes.

Leve consigo a substância tóxica em sua embalagem original (comprimidos com a caixinha, o ramo de frutinhas ou folhas...). Tente avaliar quanto dessa substância foi ingerido.

■ Se você conhecer bem a planta venenosa e tiver à mão o remédio potenciado correspondente, pode ministrá-lo a cada dez a quinze minutos, até a chegada ao médico; por exemplo no caso de acônito, cuja ingestão pode resultar letal!, ministre **Aconitum**, ou no caso de beladona, use **Belladonna**.

■ Se a pele tiver tido contato com uma substância tóxica ou corrosiva, enxágüe-a com água limpa abundante e, depois, com água e sabão. Roupa encharcada com uma substância perigosa deve ser tirada por completo e rapidamente do corpo. Se os olhos foram afetados, deve se abrir bem cada olho com a mão, lavando-o com água em abundância.

COMO RECONHECER E TRATAR DETERMINADAS DOENÇAS

■ Em cada caso de queimadura por substância cáustica, ministre em primeiro lugar **Causticum D6**, e depois proceda como nos casos de queimadura. Nunca se esqueça de proteger-se também!

Engolir algo ou engasgar-se

Crianças pequenas, como se sabe, levam tudo à boca e costumam engolir uma e outra coisa. Portanto, é preferível que você retire do alcance delas todos os objetos pequenos, sem se esquecer das plantas de hidrocultura! Caso ocorra de a criança engolir algum objeto, você deve manter a calma, pois geralmente esse objeto volta de forma natural. Depois que engoliu algo que não deveria ter engolido, dê a seu filho pão macio para comer; crianças maiores podem comer chucrute. Depois, examine as fezes com muita atenção, alisando-as bem até descobrir o corpo estranho. Se não tiver sido eliminado depois de três dias, ou se a criança apresentar dificuldades para engolir, vá sem demora ao médico. Somente no caso de ter sido engolida uma minipilha, do tipo botão, vá direto a uma clínica, onde a pilha deve ser retirada imediatamente.

No caso de a criança engasgar-se, são especialmente perigosas as cascas de maçã e de nozes e espinhas de peixe e, até o quarto ano de vida, em especial, o grão de amendoim. Se isso ocorrer, vire a criança, segurando-a pelas pernas, ou deite-a com a cabeça para baixo sobre o seu joelho, batendo-lhe uma ou duas vezes com força entre as omoplatas. Se o corpo estranho ainda não tiver sido eliminado com a tosse e a criança sofrer de falta de ar, abrace o tórax da criança, apertando-o rapidamente e com força. Se a criança continuar com falta de ar, o que é algo ameaçador, assopre uma vez dentro de boca e nariz da criança, com muita força e rapidamente, para livrar ao menos um dos pulmões. Procure um médico com urgência!

■ Uma vez que passou a falta de ar, a criança pode mesmo assim estar totalmente assustada e apavorada com a experiência. Nesse caso, dê-lhe uma dose de **Aconitum D30** ou, em substituição, várias doses de D12 ou D6.

■ Se houver a suspeita de que um corpo estranho ou restos dele tenham se instalado no corpo, consulte um médico, mas adicionalmente dê-lhe duas doses diárias, durante dois a três dias, de **Silicea D12**, o que apóia a reação defensiva do corpo. A silicia D12 ajuda também quando permanecem restos de um corpo estranho dentro da pele. Não use esse remédio se existem corpos estranhos implantados intencionalmente no organismo, como parafusos ou objetos de transplante!

Emergências

Em todas as emergências, chame imediatamente o médico! Não se esqueça de indicar a idade da criança. Para sentir-se mais segura, freqüente um curso especial de primeiros socorros pediátricos, como hoje é oferecido em várias cidades. Os remédios homeopáticos indicados a seguir, visam apoiar as medidas que você toma até a chegada do médico.

Choque

■ O seu filho está pálido, trêmulo, coberto de suor frio, está inquieto e completamente assustado. Pulso e respiração estão acelerados devido a uma dor aguda, ou choque precedido de um susto ou algum acontecimento. Nesse caso, dê **Aconitum D30**, se necessário, até três doses a cada meia hora.

■ Se o choque tiver sido desencadeado principalmente por um ferimento ou por uma hemorragia, **Arnica D30** pode ajudar.

Se você não tiver disponível a potência D30, dê doses mais seguidas de uma potência mais baixa.

■ Na iminência ou incidência de um colapso do sistema circulatório, acompanhada de fraqueza, sensação de frio, suor frio e pele fria, pálida e azulada, a criança precisa de **Veratrum album D6**. Se houver suspeita de uma lesão ou de ferimento grave, a criança precisa ficar imóvel. No mais, ela deverá ficar deitada sobre uma superfície plana, só com as pernas elevadas.

Inconsciência

■ Se a criança não ouve nem reage, mas está respirando e não apresenta ferimento, deite-a de lado, cuide para que haja silêncio ao seu redor, e dê-lhe **Carbo vegetabilis D12**, em intervalos de cinco a dez minutos, até ela despertar. Sempre examine a boca quanto a corpos estranhos! Se ocorrer parada respiratória, você deve começar imediatamente com respiração boca a boca e boca a nariz.

■ Especialmente meninas adolescentes, que normalmente apresentam pressão sangüínea baixa, tendem a desmaios, quando se encontram em estado de esgotamento físico ou psíquico. Nesse caso, pode ajudar **Haplolappus D3**, em uma dose diária durante quatro semanas, além de uma terapia de constituição geral.

A farmácia caseira e o estojo de emergência para viagens

Como hoje em dia é muito normal e freqüente viajar com crianças, segue uma lista de remédios indicados tanto para o uso no lar como em viagens. Como regra geral, devem ficar guardados fora do alcance das crianças.

Além de curativos, esparadrapo, compressas, tesoura, pinça para retirar lascas, estilhaços e espinhos e, eventualmente, carrapatos; termômetro, clister de borracha, *spray* para o nariz com solução de sal de cozinha, ataduras elásticas, panos para compressas e uma bolsa de água quente, você ainda precisará de:

■ gel para queimaduras ou gel de **Combudoron** para queimaduras, picadas e ferroadas de insetos,

■ essência de Calêndula para lesões cutâneas,

■ pomada ou essência de Arnica para golpes, luxações e distensões,

■ xarope (da Wala ou Weleda),

HOMEOPATIA PARA CRIANÇAS

■ gotas de Otovowen e

■ pó de **Bolus alba comp.**, além de soro fisiológico para diarréia.

O estoque básico de ervas para chás deve conter folhas de camomila, tília e sabugueiro, sementes de erva-doce e folhas de erva-cidreira, sálvia e tomilho.

Naturalmente não convém comprar e acumular um estoque de todos os medicamentos mencionados neste livro. No entanto, os quinze remédios a seguir representam um equipamento muito útil, tanto no lar como nas férias com crianças.

Viajando com crianças — enjôo de viagem

Ao planejar suas férias, informe-se sobre possíveis riscos para a saúde, no destino de sua viagem, ou se é necessário algum tipo de vacinação. Neste caso, e se houver a necessidade de um tratamento profilático contra a malária, você deveria ponderar a possibilidade ou a sua capacidade de assumir um risco desses.

Para algumas crianças, a viagem de ida e de volta para casa é terrível, pois sofrem de fortes enjôos. Um remédio caseiro antigo é a salsa. Na véspera da viagem, a criança pode comer uma refeição com muita salsa crua, por exemplo batatas com cenoura. No café da manhã, deve tomar chá de erva-doce e erva-cidreira e, a partir dos 3 anos de idade, chá de hortelã, em vez de leite. Durante a viagem, ela pode ficar com uma compressa aplicada no peito (debaixo da camisa), com muita salsa recém-picada e enrolada no pano da compressa.

Se a criança, mesmo assim, ainda se queixar de forte tontura, com enjôo e vômitos, quando estiver viajando de carro, ônibus, avião etc., e se tiver grandes dificuldades para adaptar-se a fusos horários, dê-lhe **Coccolus D4**.

■ Se o enjôo da criança se mesclar a uma sensação de muita fraqueza, e se, além de tontura, houver uma sensação de frio, com suor frio, e cada movimento piorar o mal-estar, dê-lhe **Tabaccum D12**.

Você deve pôr todos os remédios na sua bagagem de mão!

COMO RECONHECER E TRATAR DETERMINADAS DOENÇAS

Relação de remédios básicos para o lar e as viagens	
Aconitum D6	para infecções agudas com febre, inflamações agudas, efeitos de susto e vento
Apis D6	para picadas e ferroadas de insetos, lesões provocadas por medusas, exantemas, inflamações acompanhadas de dores lancinantes e forte inchaço
Arnica D6	para todo tipo de ferimentos e lesões
Belladonna D6	para febre alta aguda, inflamações latejantes e efeitos de sol demasiadamente forte
Chamomilla D6	para dores, diarréias, cólicas na dentição, dor de ouvido
Ferrum phos-phoricumD12	para infecções com febre, otite
Hypericum D6	para contusões no crânio (crianças pequenas), lesões por corte ou punção. Crianças maiores e muito ativas, ganham de preferência Ruta D6, quando há distensão, luxação e golpes, eventualmente com lesão da pele do osso (periósteo)
Mercurius solubilis D12	para secreções com pus, infecções com secreção cáustica e malcheirosa
Natrium muria-ticum D12	para todos os problemas de saúde que pioram durante a permanência no mar, com calor forte, irradiação do sol, herpes labial
Nux vomica D6	para intoxicação alimentar com vômitos, ministrada eventualmente em combinação com *Veratrum*
Okoubaka D4	para todo tipo de distúrbios digestivos, intoxicação alimentar, enfermidades dos trópicos
Phosphorus D12	para sangramento nasal, tosse com latidos
Rhus toxico-dendron D12	para infecções, herpes labial, diarréias de verão, dores musculares
Rumex D4	para acessos de tosse noturna, seca e quase ininterrupta, tipo "metralhadora", com tendência a piorar com mudanças de temperatura (ar condicionado)
Veratrum album D6	para infecções agudas e graves do intestino, com vômitos violentos e diarréias (simultâneas) aquosas e excessivas, com fraqueza, palidez, suor frio, língua seca; em caso de choque ou colapso do sistema circulatório

Índice de Remédios

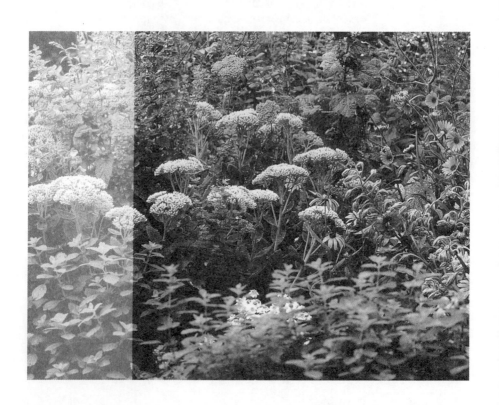

ÍNDICE DE REMÉDIOS

Segue uma descrição em particular de cada um dos remédios mais usados. Raramente todos os sintomas descritos coincidirão com os que o seu filho estiver apresentando, porém, a maioria deverá estar presente. É importante observar justamente os sintomas que diferem do estado normal e saudável de seu filho, especialmente no tocante às características emocionais.

Aconitum napellus
Acônito, planta extremamente tóxica,
nativa da Europa ocidental e central

Especialmente indicado para crianças robustas e facilmente irritáveis.
Remédio comprovado para princípio de infecção gripal e todo tipo de inflamações, efeitos e seqüelas de susto e medo, de vento frio e seco; trata-se de remédio ministrado no início do tratamento!
Potência D6; em caso de choque, D30

Sintomas:
- forte medo, beirando angústia de morte; agitação, sono inquieto com pesadelos,
- febre alta repentina com sensação de frio e calafrios,
- dores insuportáveis,
- pele quente e seca,
- enorme sede de bebidas frias,
- nariz quente, congestionado, com secreção clara;
- tosse violenta.

Piora com toque, calor, à noite, mais por volta da meia-noite.
Melhora quando sua, com repouso e ar fresco.

Apis mellifica
Abelha do mel

Especialmente indicado para crianças ativas e muito responsáveis ("solícitas como uma abelha")
Remédio comprovado para picadas e ferroadas de insetos, urticária e inflamação da garganta.
Potência D6

HOMEOPATIA PARA CRIANÇAS

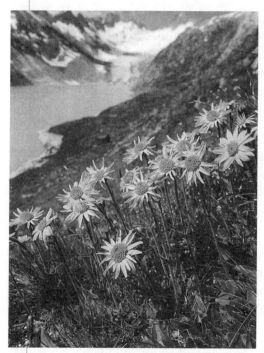

Arnica montana

Sintomas:
- na inflamação da garganta há inchaço bem delineado, de cor vermelho-clara e brilhante, com superaquecimento
- dores pungentes e ardentes,
- ansiedade,
- ânsia de resfriamento, apesar de todo o corpo estar friorento,
- aversão a calor, toque e pressão,
- o problema eclode repentinamente,
- sonolência, falta de sede, sensação de "estar moído".

Piora com calor, toque, dentro de ambiente fechado e à noite.
Melhora com ar fresco e compressas frias.

Arnica montana
Tabaco das montanhas, arnica

Especialmente indicado como o remédio mais importante e ministrado em primeiro lugar em caso de ferimentos e lesões, especialmente quando há efusão de sangue (hematomas), e depois de cirurgia e parto; seqüelas de ferimentos ou esforço excessivo (D6), choque decorrente de lesão sofrida (D30).

Sintomas:
- hipersensibilidade, aversão ao toque,
- dores como de machucado, "moído", pungentes,
- a cama parece muito dura, a criança se mexe sempre, apesar de que cada movimento dói,
- dores musculares depois de esforço físico excessivo.

Piora com toque, movimento, trepidação.
Melhora com repouso em posição horizontal.

ÍNDICE DE REMÉDIOS

Arsenicum album
Óxido de arsênico

Especialmente indicado para crianças inseguras e vulneráveis, agitadas, medrosas e muito ordeiras.
Remédio comprovado em caso de diarréia com vômitos que deixa a criança extenuada; para distúrbios do sono.
Potência D12.

Sintomas:
- grande fraqueza, perda de peso corporal,
- inquietação, medo, temor,
- reincidência periódica dos sintomas,
- dores ardentes que costumam melhorar com calor,
- sede e freqüente desejo de beber em pequenos goles,
- mãos e pés frios,
- quer ficar em paz, mas não sozinho.

Piora com sossego e após a meia-noite.
Melhora com calor e aquecimento.

Belladonna
Atropa beladona

Especialmente indicado para crianças inteligentes e sensíveis, que agora estão irritadiças e difíceis.
Remédio comprovado em caso de doenças agudas com início repentino, febre alta, convulsões devido a febre, dor de cabeça, otite e amigdalite, com os sintomas correspondentes.
Potência D6.

Sintomas:
- início abrupto da doença,
- fortes dores, de caráter latejante e pulsante,
- o local da inflamação está extremamente quente,
- o rosto está vermelho e quente, os olhos estão brilhantes, as pupilas dilatadas,
- mãos e pés estão frios,
- a boca está seca (tendência a não sentir sede), ânsia por alimentos ácidos,

HOMEOPATIA PARA CRIANÇAS

- a criança está quente e sua como que evaporando,
- delírio, alucinações no estado febril, confusão mental,
- todos os sentidos estão hipersensibilizados,
- efeito de superaquecimento ou hipotermia ou do sol.

Piora com ruídos, luz, toque, movimento, frio e à tarde; lado direito mais afetado.

Melhora com repouso.

Borax
Substância química

Especialmente indicado para crianças medrosas, assustadiças, trêmulas.
Remédio comprovado para sapinho e estomatite.
Potência D4, em forma de gotas (*dilutio*).

Sintomas:
- ulcerações muito sensíveis da mucosa da boca, que sangram facilmente,
- medo quando há movimentos para descer.

Piora com tempo úmido e frio, com barulho.
Melhora com movimento ao ar livre, depois da evacuação.

Bryonia
Briônia branca, uma planta trepadeira

Especialmente indicado para crianças irritadiças, mal-humoradas, que não querem ser estorvadas.
Remédio comprovado em caso de tosse seca irritativa, constipação intestinal seca, dores nas articulações.
Potência D6

Sintomas:
- tosse irritativa seca, forte, oca e dolorosa, com pontadas no peito; ao tossir a criança necessita pressionar o peito,
- a tosse piora num quarto aquecido,
- muita sede com ânsia de grandes quantidades de água, geralmente a grandes intervalos,

126

- a criança quer ficar sozinha, necessita de sossego,
- mucosas secas, lábios rachados, língua com saburra branca,
- fezes secas e duras,
- luxações (fraturas) com dores lancinantes e repuxantes, inflamações dolorosas das articulações, quentes, vermelhas, sensíveis ao toque.

Piora com movimento, por menor que seja.
Melhora com pressão, calor e ficar deitado do lado afetado.

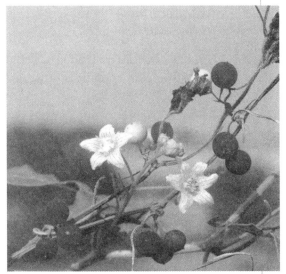
Bryonia

Cantharis
Lytta vesicatoria ou Mosca-espanhola

Especialmente indicado para crianças irritadiças e enfurecidas.
Remédio comprovado para queimaduras e cistite.
Potência D6

Sintomas:
- formação de bolhas nas queimaduras,
- dor forte e ardente (cortante) antes, depois e especialmente durante o urinar; a urina se parece com água fervente; urinar com freqüência, mas eliminando apenas gotinhas,
- inflamação do prepúcio e da glande ou da vulva, com acentuada ardência e comichão que pioram ao urinar,
- diarréias com cólicas estomacais cortantes,
- dor de garganta ardente, especialmente ao engolir,
- muita sede.

Piora ao beber, urinar, ser tocado.
Melhora com sossego e repouso.

Chamomilla
Camomila

Especialmente indicado para crianças irritadiças, impacientes, explosivas, com mudanças bruscas de humor, e hipersensíveis ao extremo.
Remédio comprovado para crianças em processo de dentição, com cólicas e dor de ouvido.
Potência D6.

Sintomas:
- a criança está aos berros, só se acalma com movimentos, sendo carregada no colo ou levada no carrinho,
- uma das bochechas está vermelha e quente, a outra pálida,
- criança inconsolável, não quer ser tocada,
- acessos de dor violenta e pungente,
- diarréia que ocorre durante a dentição, provocando assaduras e parecida com espinafre picado; cheiro fétido
- dor de barriga (cólicas intestinais), a criança berra enfurecidamente, torcendo-se para trás, não permite ser examinada.

Piora com calor (a não ser no caso de cólicas), agitação, toque.
Melhora quando está sendo carregada.

Cuprum metallicum
Cobre metálico

Especialmente indicado para todos os tipos de câimbras e espasmos, asma (potência D30), coqueluche (potência D6).

Sintomas:
- recém-nascidos muito agitados, com dificuldades para mamar,
- vômitos em forma de jato, em recém-nascidos com apertamento do piloro,
- dor de barriga "cortante", do tipo cólica, com vômitos,
- contrações involuntárias das mãos formando punhos, câimbras na perna,
- acessos agudos de tosse convulsiva, com falta de ar, eventualmente vômito no caso de coqueluche e asma,

■ o corpo está frio, o rosto azulado.
Piora com toque, susto, calor, sono e à noite.
Melhora com bebidas frias.

Drosera rotundifolia
*Drósera, orvalho-do-sol
(planta carnívora)*

Especialmente indicado para crianças abatidas e assustadiças.
Remédio comprovado para tosse seca com falta de ar, coqueluche.
Potência D6.

Sintomas:
■ tosse espasmódica, especialmente à noite, com dores no peito, que faz a criança segurar o tórax,
■ garganta e faringe secas e irritadas,
■ ânsia de vômito ao tossir,
■ sensação de grande aperto na garganta ou no tórax,
■ acessos de tosse com falta de ar, rosto azulado,
■ o nariz sangra por causa da tosse.
Piora ao deitar-se, ao comer, beber, falar e à noite.
Melhora quando se levanta.

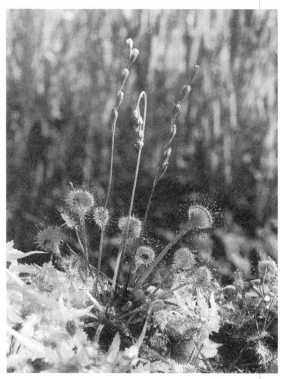

Drosera rotundifolia

Euphrasia officinalis
Consolo da vista

Remédio comprovado para conjuntivite, coriza, febre do feno. Potência D4.

Sintomas:
- inflamação nos olhos, com sensação de areia nos olhos,
- necessidade constante de pestanejar,
- os olhos estão irritados e ardem; aversão à luz,
- secreção lacrimal aquosa, abundante e acre,
- eventualmente há acúmulo de pus nos cantos dos olhos,
- coriza líquida e não irritante, com olhos lacrimejantes,
- tosse noturna

Melhora ao ficar deitado.
Piora de manhã.

Ferrum phosphoricum
Ferro fosfórico

Especialmente indicado para crianças nervosas, hipersensíveis, que se esgotam facilmente.
Remédio comprovado para infecção com febre alta sem sintomas específicos e para início de otite aguda.
Potência D12.

Sintomas:
- febre alta com grande fraqueza, sem sintomas especiais,
- rosto alternadamente pálido ou vermelho,
- manchas vermelhas nas bochechas,
- aversão à luz e dor de cabeça em caso de febre,
- sangramento do nariz,
- tosse seca, rouca e dolorosa, com expectoração mucosa,
- otite média aguda, com febre alta, violentos berros e orelha vermelha,
- tendência a vomitar.

Piora à noite.

ÍNDICE DE REMÉDIOS

Gelsemium sempervirens
Jasmim amarelo

Especialmente indicado para crianças calmas, reservadas, tímidas.
Remédio comprovado para fraqueza de um modo geral, gripe no verão, nervosismo antes de uma apresentação pública ou antes de provas, exames etc.
Potência D12.

Sintomas:
- medo, fraqueza, tremores, diarréia antes, durante e depois de apresentações públicas ou exames,
- sonolência, esgotamento, fraqueza, com tremores, tendência a sentir frio,
- as pálpebras caem involuntariamente e parecem muito pesadas,
- ausência de sede,
- início lento e evolução arrastada de uma doença, acessos repetidos de febre moderada com entorpecimento,
- dores na cabeça e na nuca, vertigens,
- pele bastante quente, rosto avermelhado,
- coriza fluida, tosse com dores,
- a criança prefere estar sozinha, apesar de sentir-se amedrontada.

Piora com calor, sol, clima de mormaço, movimentos, susto, agitação.
Melhora ao ar livre.

Graphites
Grafite

Especialmente indicado para crianças obesas, friorentas, mentalmente indolentes.
Remédio comprovado para eczemas, arranhaduras, constipação intestinal sem necessidade de evacuar.
Potência D12.

Sintomas:
- erupções cutâneas na cabeça, no rosto, atrás das orelhas e nos genitais; pele seca, rachada e com escamas,

HOMEOPATIA PARA CRIANÇAS

- secreções fétidas, semelhantes ao mel,
- rachaduras em todas as aberturas do corpo,
- inflamação na borda da pálpebra, aversão à luz, pálpebras grudadas,
- eczema no conduto auditivo, dor de ouvido,
- constipação intestinal com bolotas grandes, duras e malcheirosas,
- fome "aguda" e irresistível, sede e gases intestinais.

Piora com o calor da cama e na parte da manhã.

Hepar sulfuris
Sulfureto de cálcio

Especialmente indicado para crianças vulneráveis, hipersensíveis, irritáveis, com pele pálida e cheia de impurezas.
Remédio comprovado para supurações na pele, amigdalite com secreção de pus.
Potência D12.

Sintomas:
- lesões da pele que curam com dificuldade segregando pus; abscessos,
- dores lancinantes, como que causadas por estilhaços (por exemplo na inflamação da garganta),
- otite muito dolorosa com segregação purulenta e malcheirosa,
- secreção nasal espessa, amarelo-esverdeada,
- reação de hipersensibilidade a todo e qualquer estímulo, especialmente à dor,
- a criança não suporta que uma parte do corpo fique fria,
- todas a secreções do corpo cheiram a queijo podre.

Piora com o frio, correntes de ar, toque.
Melhora com o calor.

Hypericum perforatum
Hipericão

Remédio comprovado para comoção cerebral (traumatismo craniano), lesões dos nervos.
Potência D6.

ÍNDICE DE REMÉDIOS

Sintomas: dores agudas e lancinantes, dores que parecem "disparar".

Ipecacuanha
Cephaelis ipecacuanha; ipeca

Especialmente indicado para crianças impacientes e insatisfeitas.
Remédio comprovado para tosse, coqueluche, asma, dor de cabeça, diarréia com vômitos, todos os males combinados com enjôo e vômitos.
Potência D6

Sintomas:
- vomitar não traz alívio,
- a língua não tem saburra,
- tendência a hemorragias (do nariz, da boca),
- rouquidão, tosse com fleuma difícil de expectorar, falta de ar,
- sintomas que voltam regularmente.

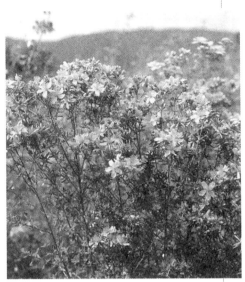

Hypericum perforatum

Kalium bichromicum
Bicromato de potássio

Especialmente indicado para crianças física e psiquicamente pouco flexíveis.
Remédio comprovado para sinusite, coriza, tosse com catarro espesso e viscoso.
Potência D6.

Sintomas:
- as secreções das mucosas são espessas, amarelo-esverdeadas malcheirosas, contêm filamentos e provocam assaduras, eventualmente formando grumos,
- a língua apresenta saburra amarelada,
- o nariz está entupido, eventualmente formando crostas,
- úlceras profundas na pele e nas mucosas.

Piora com calor forte, frio e na primeira parte da manhã.
Melhora com calor brando.

Lachesis
Veneno de cortalus mutus: surucucu

Especialmente indicado para crianças que "falam pelos cotovelos" e são extremamente ciumentas.

Remédio comprovado para doenças com evolução grave ou aguda: doenças infecciosas, inflamações com sangramento, supuração, ulcerações.
Potência D12.

Sintomas:
- reação de hipersensibilidade ao toque, em especial no pescoço, inclusive pela gola de alguma roupa,
- acessos de calor e de suor se alternam com ondas de frio,
- os sintomas começam no lado esquerdo, situam-se ou são piores à esquerda,
- o local inflamado é de um vermelho-azulado profundo,
- alimentos sólidos são mais fáceis de engolir do que líquidos.

Piora com toque, calor, sono, sossego e com clima úmido.

Ledum
Ledum palustre: ledão do brejo

Remédio comprovado para picadas e ferroadas de insetos, ferimentos infeccionados causados por punção; reumatismo, luxação.
Potência D6.

Sintomas:
- melhora sensível com a aplicação de compressas frias ou banhos frios,
- sensação geral de frio, mas na cama a criança tende a tirar o cobertor,

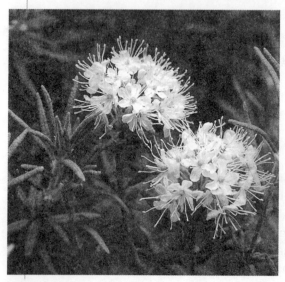

Ledum

- muita sede de água fria,
- dores repuxantes que mudam de local, forte inchaço,
- rigidez nos músculos e nas articulações.

Piora com o calor (da cama), com movimentos e à noite.

Melhora com água fria.

Magnesium carbonicum
Carbonato de magnésio

Especialmente indicado para crianças medrosas, constantemente friorentas e cansadas.

Remédio comprovado para distúrbios de crescimento, vômitos azedos ou ácidos, diarréias.

Potência D6.

Sintomas:
- a criança toda tem cheiro azedo e desagradável, incluindo fezes e vômitos,
- dor de barriga do tipo cólica, que piora com leite.

Piora com temperaturas extremas, agitação e nervosismo, comida.

Mercurius solubilis
Mistura de mercúrio, segundo preparado por Hahnemann

Especialmente indicado para crianças inquietas e insatisfeitas.

Remédio comprovado para abscessos. infecções, coriza, otite, inflamação das mucosas da boca.

Potência D12

Sintomas:
- mau hálito, salivação muito abundante, gosto ruim (doce, metálico),
- a língua está inchada, com saburra acentuada, as impressões dos dentes são visíveis nela,
- suor noturno malcheiroso, grudento, amarelado; sede,
- as secreções das partes inflamadas são ácidas e cáusticas, purulentas, causando assaduras,

HOMEOPATIA PARA CRIANÇAS

■ diarréia mucosa de cheiro desagradável; vontade freqüente e forte de evacuar.

Piora com temperaturas extremas, clima úmido e à noite.
Melhora com sossego, ficar deitado.

Nux vomica
Strychnos nux vomica: noz vômica

Especialmente indicado para crianças difíceis, magras, maus perdedores.
Remédio comprovado para cólicas, intoxicação alimentar, constipação.
Potência D6.

Sintomas:
■ enjôos e vômitos depois de uma festinha infantil, ou por excesso de comida ou ingestão de alimento estragado,
■ cólicas intestinais, por exemplo em lactentes, torcendo-se para trás,
■ constipação com vontade constante de evacuar, porém sem resultado (medo de evacuar, por causa da dor provocada por fezes endurecidas),
■ efeitos de excesso de trabalho e empenho com esgotamento (ambição!).

Piora com frio, ar fresco, comida, irritação e de manhãzinha.
Melhora com sossego, calor, vômitos e à noite.

Phosphorus
Fósforo

Especialmente indicado para crianças sensíveis, compassivas, crédulas e ingênuas.
Remédio comprovado para sangramento nasal freqüente, distúrbios de sono, inflamação da faringe.
Potência D12.

Sintomas:
■ tendência geral a hemorragias,

- sede acentuada de bebidas frias e alimentos frios, como sorvete,
- medo de estar sozinho, no escuro, de temporais,
- infecção com rouquidão/afonia,
- tosse dura e seca, que provoca cócegas, piora com o falar, mudanças de temperatura, esforço, posição horizontal, em especial no lado esquerdo.

Piora com frio, ar fresco, temporais, durante a noite
Melhora com sossego, sono, comida, fricção.

Phytolacca decandra
Phytolacca americana: tintureira, uva-da-américa

Remédio comprovado para amigdalite e faringite e para inflamação das mamas (mastite).
Potência D4.

Sintomas:
- dor de garganta ardente, faringe de um vermelho profundo,
- não se consegue engolir nada de morno ou quente.

Melhora com bebidas frias.

Pulsatilla
Pulsatilla nigricans: anêmona dos prados

Especialmente indicado para crianças tímidas, choronas, afetuosas e carentes de afeição sempre "grudadas" na mãe.
Remédio comprovado para resfriados, dor de ouvido, seqüelas do sarampo, e sarampo propriamente.
Potência D12.

Sintomas:
- boca seca, mas nenhuma sede,
- sensação geral de frio, pés frios,
- secreções das mucosas são espessas como creme, amarelo-esverdeadas, não são ácidas,

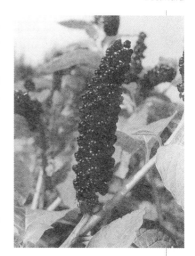

Phytolaca decandra

HOMEOPATIA PARA CRIANÇAS

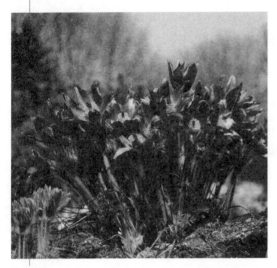

Pulsatilla

- a língua está com saburra amarelo-esbranquiçada, eventualmente "felpuda",
- efeitos do uso de roupas encharcadas e de hipotermia.

Piora com calor, em quartos abafados, com sossego e comidas gordurosas.
Melhora com ar fresco, atividades ao ar livre, pressão.

Rhus toxicodendron
Sumagre tóxico

Especialmente indicado para crianças inquietas e irritadiças.
Remédio comprovado para problemas das articulações, distensões, herpes labial, varicela e faringite.
Potência D12.

Sintomas:
- efeitos de umidade, frio, resfriamento depois de ter suado muito,
- efeitos de esforço excessivo, distensão, torcedura,
- dores nas articulações, que estão rígidas,
- as dores pioram quando se inicia um movimento, depois diminuem, ficando mais intensas quando o movimento for exagerado,
- estado de grande inquietação; também enquanto dorme, a criança não encontra posição para acomodar-se,
- erupções cutâneas que coçam, com formação de pequenas bolhas,
- língua seca com a ponta vermelha, sede (de leite frio).

Piora quando a criança fica sem cobertor, quando se molha e à noite.
Melhora com calor brando ou forte, com movimento e pressão.

Silicea
Bióxido de sílica: quartzo, cristal de rocha

Especialmente indicado para crianças magras, sensíveis, friorentas, propensas a contrair infecções, exalando suor fétido, localizado na cabeça, em especial à noite.

Remédio comprovado para estenose do canal lacrimal, constipação intestinal, abscessos.
Potência D12.

Sintomas:
- secreções malcheirosas (suor dos pés que causa assaduras),
- hipersensibilidade a todo tipo de estímulos externos,
- tendência a inflamações e supurações, em especial na pele (rejeição de corpos estranhos), nas amígdalas e nos gânglios linfáticos,
- constipação com fezes que voltam ao ânus.

Piora com frio.
Melhora com calor.

Sulfur
Enxofre

Trata-se de um remédio para apoiar a constituição, portanto, o tratamento por conta própria só é possível em casos de exceção.

Veratrum album
Heléboro branco

Remédio comprovado para intoxicação alimentar, cólera e doenças afins, coqueluche.
Potência D4.

Sintomas:
- diarréia aguda e aquosa acompanhada de fortes vômitos simultâneos, aumento de salivação (ou boca seca),
- sistema circulatório muito debilitado, com pele fria, pálida e azulada,
- suor frio, gotículas de suor na testa,
- sensação de frio, apesar disso sede acentuada por grande quantidade de água,
- acessos de tosse, acompanhados de lividez e esgotamento extremo.

Melhora com calor, posição horizontal.

Anexo

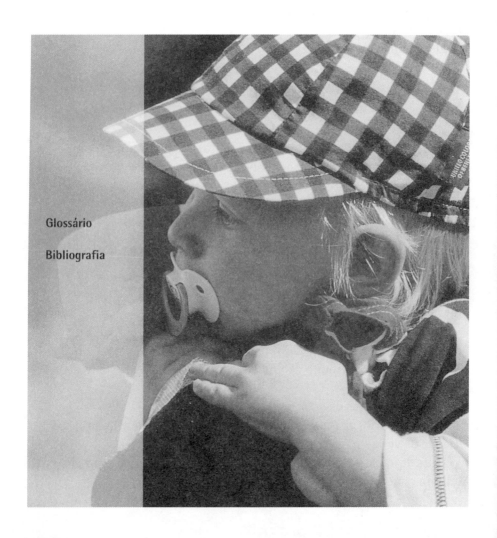

Glossário

Bibliografia

ANEXO

Glossário

aborto — expulsão prematura do feto; descontinuação da gravidez e conseqüente morte do nascituro

agudo — que apresenta fortes sintomas e evolução rápida

alérgico — hipersensibilizado por substância estranha com uma reação imunológica anormal e excessiva

anemia — número de hemácias, teor de hemoglobina e volume de glóbulos vermelhos abaixo do normal, com palidez, falta de energia e fadiga

apatia — falta de energia e ânimo, falta de participação e resposta

brônquios — ramos laterais das vias respiratórias

clister — enema, introdução de água e medicamentos líquidos no organismo por via retal

colapso — queda brusca no funcionamento, grande falha por insuficiência

colibactérias — bactérias da flora intestinal normal

cólica — dores convulsivas devido à contração de órgãos ocos, por exemplo, de um intestino

complexo — multifacetado, constituído de muitas parcelas

constituição — conjunto de todos os fenômenos perceptíveis de um ser humano

convencional — comum, usual

crônico — que perdura e decorre lentamente

dermatite — inflamação da pele

descoordenado — deficiente de harmonia na coordenação de músculos, com contração e relaxamento fora do ritmo

diagnose — constatação de uma enfermidade

diátese atópica — predisposição inata para uma reação diferente ou alérgica

dilutio — solução

dinâmico — movimentado, vivaz

dinamização — acúmulo de energia por meio da sucussão ou da trituração a cada passo da diluição

141

HOMEOPATIA PARA CRIANÇAS

eczema — afecção infecciosa da pele com prurido

edema — acúmulo de líquido no tecido

efeito placebo — mudança causada por um medicamento fictício por influências psíquicas

efetivo — que realmente causa uma mudança

eletrólise — líquido que contém importantes sais minerais

enzima — fermento, albumina, que possibilita ou acelera um processo metabólico

específico — especial, exclusivo para certo fim

exantema — erupção cutânea

experiência duplamente cega — teste de medicamento, no qual nem o paciente nem o médico que aplica o tratamento, sabem que grupo de pacientes é tratado com a substância a ser examinada ou com uma substância sem efeito.

fase preliminar — situação prévia, fase da enfermidade com sintomas não-específicos, não-característicos, antes da irrupção do adoecimento típico

física quântica — ciência do comportamento das partículas discretas, causadoras das menores mudanças observáveis em uma grandeza física

glóbulo(s) — pequenas bolas de lactose umedecidas com remédio homeopático

individualidade — cada um dos seres humanos com as suas particularidades

intolerância — impossibilidade de o organismo metabolizar certos fármacos

manipulação — manejo, manobra, influenciação

matéria — substância, elementos

modalidades — piora ou melhora sob certas influências externas

partícula — parte pequena

persistência — continuidade de posicionamento

potência — grau de diluição

potenciação — diluição e sucussão progressivas de um medicamento homeopático

profilaxia — medidas preventivas para preservar a saúde e evitar doenças

projetar — transferir, atribuir (algo) a outros ou ao mundo

pústula — pequena bolha com pus

qualidade — propriedade, característica, valor

quantidade — qualidade do que se consegue medir ou contar

reconvalescença — tempo da cura, depois da enfermidade; período de recuperação ou de restabelecimento

retal — relativo à parte final do intestino, do cólon ao ânus

secreção — produção e descarga de substâncias, em geral, de glândulas ou outros órgãos

símile — medicamento que, aplicado sem diluição, causaria sintomas semelhantes à enfermidade a ser tratada

sintoma — sinal da enfermidade

soberania — responsabilidade própria

tempo de incubação — período desde o contágio até a irrupção da enfermidade

trituratio — esfarelamento

Bibliografia

Albonico, H. *Gewaltige Medizin*. Bern, Haupt, 1997.

Dorcsi/Frey. *Bewährte Indikationen in der Homöopathie*. Karlsruhe, Deutsche Homöopathie-Union, 1994.

Hahnemann, S. *Organon der Heilkunst*. 6ª edição revisada por K. Hochstetter. Heidelberg, Haug, 1974.

Imhäuser, H. *Homöopathie in der Kinderheilkunde*. Heidelberg, Haug, 1970.

Kurz, M. *Vollwertkost, die Kindern schmeckt*. Munique, Gräfe & Unzer, 1989.

Lange, P. *Hausmittel für Kinder*. Hamburgo, rororo, 1995.

Leduc, H. *Kranke Kinder homöopathische behandeln*. Munique, Knaur, 1990.

Stellmann, H. *Kinderkrankheiten natürlich behandeln*. Munique, Gräfe & Unzer, 1997.

Taubmann, B. *Wenn mein Baby zu viel weint*. Ravensburg, Ravensburger, 1993.

Vermeulen, F. *Kindertypen in der Homöopathie*. Stuttgart, Sonntag, 1992.

Weber, M. *Das erste Jahr mit dem Baby*. Niedernhausen/Ts., FALKEN, 1996.

Wiesenauer, M. *Pädiatrische Praxis der Homöopathie*. Stuttgart, Hippokrates, 1989.

Agradecimento

Quero agradecer a todos os que me apoiaram no meu trabalho com o presente livro, em especial ao meu colega Georg Soldner, por sua revisão crítica do manuscrito.

Nota

Os conselhos contidos neste livro foram ponderados e testados cuidadosamente tanto pela autora como pela editora. No entanto, nenhuma garantia pode ser assumida pelas mesmas. Está excluída a responsabilidade civil da autora e da editora e de seus encarregados, em caso de danos pessoais, materiais ou patrimoniais.